高等医学院校系列教材

药学综合实验指导

第2版

主　编　张　超　李悦山

副主编　郑国栋　张建业　陶移文　周　毅　吴文浩　王　声

编　者（按姓氏笔画排序）

王　声　韦敏燕　刘　璨　孙明娜　杜玲然　李　欣

李金芳　李泮霖　李悦山　李楚文　杨英来　吴文浩

汪　园　张　羽　张　超　张灵敏　张建业　张素中

张培全　周　毅　郑国栋　郑雪花　袁　洁　陶移文

黄洪波

U0230589

科学出版社

北京

内 容 简 介

药学综合实验是为药学类专业开设的一门系统的综合性实验课程。本书分为上下两篇,上篇为药学各学科综合实验及研究方法,共 15 个实验,包含生药学、天然药物化学、药物化学、药物分析、药物制剂、药理学、药物代谢动力学、生物技术制药、微生物与生化药学等各药学学科项下的实验内容;下篇为药学专业综合实验,共 11 个实验,从药物研发角度开展实验研究,突出体现药学多学科间交叉渗透、相互融合的特点,着重于综合实验能力的培养。

本书是广州医科大学联合相关高校编写的系列实验教材之一,可供药学、临床药学、中药学等相关专业本科生、研究生实验教学使用。

图书在版编目(CIP)数据

药学综合实验指导/张超,李悦山主编 . —2 版. —北京:科学出版社,2022.10
高等医学院校系列教材
ISBN 978-7-03-073410-5

Ⅰ. ①药⋯ Ⅱ. ①张⋯ ②李⋯ Ⅲ. ①药物学-实验-医学院校-教材
Ⅳ. ① R9-33

中国版本图书馆 CIP 数据核字(2022)第 188520 号

责任编辑:王锞韫 胡治国/责任校对:宁辉彩
责任印制:李 彤/封面设计:陈 敬

科学出版社 出版
北京东黄城根北街 16 号
邮政编码:100717
http://www.sciencep.com

北京中石油彩色印刷有限责任公司 印刷
科学出版社发行 各地新华书店经销
＊

2016 年 8 月第 一 版 开本:787×1092 1/16
2022 年 10 月第 二 版 印张:10 1/2
2024 年 1 月第八次印刷 字数:295 000

定价:49.80 元
(如有印装质量问题,我社负责调换)

前　言

随着科技进步、学科发展及社会对专业人才的需求，培养学生的综合素质、实践能力和创新精神成为高等教育的总体目标。药学是实践性和综合性很强的学科，专业核心课程涉及药物化学、药物分析、药理学、药剂学、生药学、天然药物化学和生物技术制药等，实验教学是其重要环节。药物研发过程是一个系统工程，传统药学实验教学注重的是学科的各环节，各专业课实验课程相对独立，实验教学缺乏系统的联系，不利于学生对药学知识系统和完整地掌握，不利于培养学生对药学各专业知识的综合运用能力和创新能力。

为着力打造具有高阶性、创新性和挑战度的药学课程，将药学各学科的知识与实践融为一体，突出药学专业办学特色，在多年药学专业实践教学经验总结的基础上，我们创新性提出构建药学综合实验课程新体系，探索规划课程内容，重视特色实践教学。我们自 2013 年在我校 2010 级药学本科专业设立药学综合实验课程，在此基础上于 2016 年编写出版《药学综合实验指导》并应用于实际教学工作中，迄今已培养了八届 600 余名药学本科生，取得了良好的教学效果。

此外，我们重视教育教学改革研究，相继获得了广州医科大学教育教学研究项目、广州市教育科学"十二五"规划课题、广东省高等教育教学改革项目、广东教育教学成果奖（高等教育）培育项目、广东省本科高校教学质量与教学改革工程建设项目、广东省教育科学"十三五"规划研究项目和教育部高等教育司产学合作协同育人项目等一系列课题的资助，发表相关教学论文 10 余篇，并将研究成果应用到实际教学中，配合学校完成国家级和省级药学实验教学示范中心的建设，促进了教学研究的深入和药学虚拟仿真实验室的建设。

为不断完善药学综合实验课程的教学形式和教学内容，提高教学质量，我们在前版的基础上，修订完成了《药学综合实验指导》（第 2 版）教材。本书由上篇药学各学科综合实验及研究方法和下篇药学专业综合实验两部分组成，共 26 个综合实验项目。书中不仅体现了编者多年的教学实践体会，而且重视将科研成果转化为教学内容，部分实验如陈皮、千金子、广佛手、南海红树林和复方镇眩缓释颗粒剂等章节内容还包含我们的一些科研成果的总结和应用，是一部比较完整的药学类综合实验教材，对相关院校药学专业的实验教学具有一定的参考意义，希望能受到使用者的欢迎和肯定。

本书的编者均来自教学一线，涉及药学类专业各主要学科，具有丰富的教学经验。但由于各自对教育教学改革理念和综合实验教学模式的认识有所不同，书中不足之处在所难免，衷心希望在本书的使用过程中得到各方面的反馈意见，以便帮助我们不断提高和改进。

张　超　李悦山

2021 年 1 月 10 日

目　　录

上篇　药学各学科综合实验及研究方法

下篇　药学专业综合实验

上篇 药学各学科综合实验及研究方法

实验一 虎杖中蒽醌类化合物的提取分离及鉴定

虎杖为蓼科植物虎杖 *Polygonum cuspidatum* Sieb. et Zucc. 的干燥根茎和根。春、秋二季采挖，除去须根，洗净，趁鲜切短段或厚片，晒干。分布于西北、华东、华中、华南及西南等地。主要含羟基蒽醌类成分及二苯乙烯类成分，主要有大黄素、大黄素甲醚、大黄酚和白藜芦醇等。

虎杖具有祛风利湿，散瘀定痛，止咳化痰等功效。用于关节痹痛，湿热黄疸，经闭，癥瘕，水火烫伤，跌扑损伤，痈肿疮毒，咳嗽痰多。现代药理学研究表明，虎杖还具有抗菌、抗病毒等作用。

本实验设计了 3 个内容，包括虎杖的生药学鉴定，虎杖中蒽醌苷元的提取与分离及虎杖中蒽醌类成分的鉴定。在教学过程中，可根据实际情况采用。

第一节 虎杖的生药学鉴定

【实验目的】

1. 掌握虎杖的性状与显微特征。

2. 熟悉根类及根茎类药材的鉴别要点。

【实验原理】 本实验参考《中华人民共和国药典》（简称《中国药典》）2020 年版一部收载的虎杖药材的质量标准，根据药材的性状特征、显微特征及理化特征，对虎杖药材进行鉴定。

【仪器与材料】

1. 仪器 普通光学显微镜、超声波提取器、紫外线灯、打粉机、薄层层析缸、点样毛细管、载玻片、盖玻片、硅胶 G 薄层板、量筒、移液管等。

2. 材料与试剂 待鉴定药材、水合氯醛、乙醇、石油醚、乙醚、甲酸乙酯、乙酸乙酯、甲醇、甲酸、三氯甲烷（氯仿）、氢氧化钠试液、三氯化铁试液 2.5 mol 硫酸溶液、蒸馏水、大黄素对照品、大黄素甲醚对照品等。

【实验内容与步骤】

（一）性状鉴定

本品多为圆柱形短段或不规则厚片，长 1～7 cm，直径 0.5～2.5 cm。外皮棕褐色，有纵皱纹和须根痕，切面皮部较薄，木部宽广，棕黄色，射线放射状，皮部与木部较易分离。根茎髓中有隔或呈空洞状。质坚硬。气微，味微苦、涩。

（二）显微鉴定

本品粉末橙黄色。草酸钙簇晶极多，较大，直径 30～100 μm。石细胞淡黄色，类方形或类圆形，有的呈分枝状，分枝状石细胞常 2～3 个相连，直径 24～74 μm，有纹孔，胞腔内充满淀粉粒。木栓细胞多角形或不规则形，胞腔内充满红棕色物。孔纹导管直径 56～150 μm。粉末特征见图 1-1。

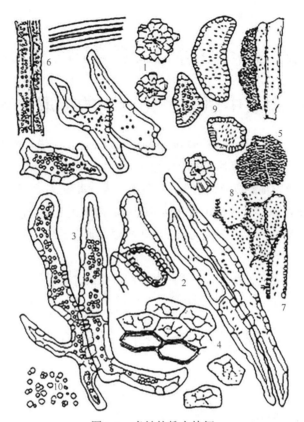

图 1-1　虎杖的粉末特征

1. 草酸钙簇晶；2. 皮层纤维；3. 分枝状石细胞；4. 木栓细胞；5. 孔纹导管碎片；6. 韧皮纤维；7. 木纤维；8. 木射线细胞；

9. 石细胞；10. 淀粉粒

（三）理化鉴定

1. 取本品粉末 5 g，加乙醇 25 mL，浸渍 2 h，滤过，滤液蒸干，残渣加水约 5 mL，充分搅拌，取上清液，加氯仿 10 mL，振摇提取，分取氯仿液，蒸干，加氢氧化钠试液 2 滴，显樱红色。

2. 取 1 项下氯仿提取后的水液，加乙酸乙酯 10 mL，振摇提取，分取乙酸乙酯液，蒸干，残渣加水约 5 mL，再用乙醚 5 mL 提取。分取乙醚液，挥干，残渣加乙醇 1 mL 使溶解，取少量点于滤纸上，晾干，置紫外线灯（365 nm）下观察，显亮蓝色荧光；取水层，加三氯化铁试液 2 滴，显污绿色。

3. 取本品粉末 0.1 g，加甲醇 10 mL，超声处理 15 min，滤过，滤液蒸干，残渣加 2.5 mol/L 硫酸溶液 5 mL，水浴加热 30 min，放冷，用氯仿振摇提取 2 次，每次 5 mL，合并氯仿液，蒸干，残渣加氯仿 1 mL 使溶解，作为供试品溶液。另取大黄素对照品、大黄素甲醚对照品，加甲醇制成每 1 mL 各含 1 mg 的溶液，作为对照品溶液。照薄层色谱法（《中国药典》2020 年版四部通则 0502）试验，吸取供试品溶液 4 μL、对照品溶液 1 μL，分别点于同一硅胶 G 薄层板上，以石油醚（30 ～ 60℃）- 甲酸乙酯 - 甲酸（15：5：1）的上层溶液为展开剂，展开，取出，晾干，置紫外线灯（365 nm）下检视。供试品色谱中，在与对照品色谱相应的位置上，显相同颜色的荧光斑点；置氨蒸气中熏后，斑点变为红色。

【注意事项】

1. 理化鉴定 1 项中，上清液用氯仿萃取时，应避免用力振摇，防止出现乳化现象，影响分离效果。

2. 理化鉴定 1 项中，乙醇浸渍提取时间较长，可采用超声提取替代，同法处理，实验结果亦较好。

【讨论与思考】

1. 根与根茎类药材的性状与显微鉴别的要点是什么？

2. 如何克服乳化现象？

3. 粉末鉴定观察淀粉粒时，为何用水装片而不用水合氯醛装片？

第二节 虎杖中蒽醌苷元的提取与分离

【实验目的】

1. 掌握 pH 梯度萃取法分离酸性成分的方法。

2. 熟悉脂溶性成分和水溶性成分分离的方法。

【实验原理】 因为虎杖中的羟基蒽醌类成分（化合物结构式见图 1-2）及二苯乙烯类成分均可溶于乙醇，故采用乙醇将它们提取出来。羟基蒽醌类苷元成分能溶于乙醚等弱亲脂性溶剂，采用乙醚将苷元和苷类成分分离；利用羟基蒽醌类化合物酸性强弱不同，用 pH 梯度萃取法对其进行分离。

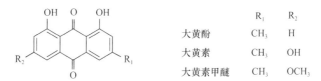

	R_1	R_2
大黄酚	CH_3	H
大黄素	CH_3	OH
大黄素甲醚	CH_3	OCH_3

图 1-2 虎杖中主要的羟基蒽醌类成分

（1）大黄酚：金黄色片状结晶（丙酮）或针状结晶（乙醇），能升华。可溶于苯、氯仿、乙酸、乙醇、NaOH 溶液，不溶于水。

（2）大黄素：橙黄色针状结晶，能升华。易溶于乙醇，可溶于 $NH_3 \cdot H_2O$、Na_2CO_3 和 NaOH 溶液，几乎不溶于水。

（3）大黄素甲醚：砖红色针状结晶，能升华。易溶于 NaOH 溶液，可溶于苯、氯仿、吡啶、甲苯，不溶于水。

【仪器与材料】

1. **仪器** 烘箱、旋转蒸发器、圆底烧瓶、烧杯、量筒、冷凝管、锥形瓶、抽滤瓶、布氏漏斗、蒸发皿等。

2. **材料与试剂** 虎杖药材、滤纸、乙醇、乙醚、2% NaOH 溶液、5% Na_2CO_3 溶液、5% $NaHCO_3$ 溶液、浓盐酸、蒸馏水等。

【实验内容与步骤】

1. 虎杖中蒽醌类成分的提取。

2. 游离蒽醌苷元的分离。

3. 不同酸性蒽醌苷元的分离（pH 梯度萃取）。

提取与分离流程图见图 1-3。

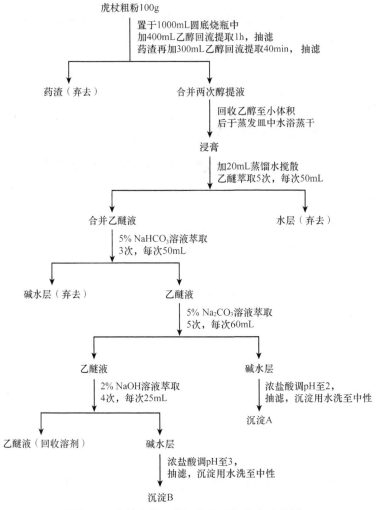

图 1-3 虎杖中蒽醌苷元的提取与分离流程图

【注意事项】

1. 药材醇提浸膏在回收乙醇时务必回收完全，以免因乙醇残留而影响后面的萃取过程。

2. 两相萃取时，不可猛力振摇，只能轻轻旋转摇动，以免造成严重乳化现象而影响分层。

3. 沉淀抽滤时，可用双层滤纸抽滤，防止抽滤过程中因滤纸破裂而造成样品损失。

4. 得到的沉淀 A、B 应适当干燥后称重，并计算各自收率。

【讨论与思考】

1. 什么是 pH 梯度萃取法，适用于哪些物质的分离？试分析本次实验中 pH 梯度萃取法应该注意哪些事项？

2. 回流提取及常压蒸馏回收溶剂之前，为什么要加入沸石？

3. 试分析本次实验中沉淀 A、B 收率高低的原因。

第三节　虎杖中蒽醌类成分的鉴定

【实验目的】

1. 掌握蒽醌类成分的理化鉴别方法。

2. 熟悉蒽醌类成分的性质。

【实验原理】　因为从虎杖中制备得到的化合物主要是羟基蒽醌类成分，故本实验分别采用蒽醌类成分的颜色反应及薄层色谱法对制备得到的化合物予以鉴别及初步的纯度分析。

【仪器与材料】

1. 仪器　紫外 - 可见分光光度计、紫外线灯、薄层层析缸、点样毛细管、硅胶 G 薄层板、试管、量筒、移液管等。

2. 材料与试剂　乙醇、乙酸镁、石油醚、乙酸乙酯、三氯化铁、2%NaOH 溶液、大黄素对照品等。

【实验内容与步骤】

（一）颜色反应

取上节实验中沉淀 A、B 少量，分别置于 2 支试管中，加 10 mL 乙醇溶解后备用。

（1）取 A、B 乙醇溶液各 2 mL，分别置于 2 支试管中，加 2% NaOH 溶液数滴，观察颜色变化。

（2）取 A、B 乙醇溶液各 2 mL，分别置于 2 支试管中，滴加含 1% 乙酸镁的乙醇溶液数滴，观察颜色变化。

（3）取 A、B 乙醇溶液各 2 mL，分别置于 2 支试管中，滴加含 1% 三氯化铁的乙醇溶液数滴，观察颜色变化。

（二）薄层鉴定

取以上沉淀 A、B 乙醇溶液作为供试品溶液，另取大黄素对照品用适量乙醇溶解作为对照品溶液。按照薄层色谱法（《中国药典》2020 年版四部通则 0502）试验，吸取供试品溶液及对照品溶液分别点于同一硅胶 G 薄层板上，以石油醚 - 乙酸乙酯（2∶1）为展开剂，展开、取出、晾干，先置于可见光下观察色斑，然后置紫外线灯下观察荧光斑点，接着用 2% NaOH 溶液喷洒显色，按比例画图并计算保留因子（R_f）。

【注意事项】

1. 硅胶 G 薄层板，使用前应置烘箱中 105℃活化 30 min 以上。

2. 供试品溶液及对照品溶液薄层点样时，点样浓度适当即可，既要防止点样浓度过小影响显色结果，又要防止点样浓度过大影响分离效果。

【讨论与思考】

1. 薄层色谱法鉴定沉淀 A、B 时，解释二者保留因子的大小关系。

2. 解释并分析颜色反应（1）、（2）、（3）的现象与化学结构之间的关系。

3. 如何根据薄层鉴定结果初步分析沉淀 A、B 的纯度？

（郑国栋　郑雪花　李悦山　李楚文）

实验二　陈皮中挥发油及黄酮类化合物的提取分离与测定

陈皮为芸香科植物橘 *Citrus reticulata* Blanco 及其栽培变种的干燥成熟果皮。药材分为"陈皮"和"广陈皮"。采摘成熟果实，剥取果皮，晒干或低温干燥。主产于福建、浙江、广东、广西、江西、湖南、湖北、四川等地。主要含挥发油及黄酮类成分，主要有柠檬烯、橙皮苷、川陈皮素和橘皮素等。

陈皮具有止咳化痰、理气健脾、和胃止呕等功效。用于胸脘胀满，食少吐泻，咳嗽痰多。

现代药理学研究表明，陈皮还具有抗肿瘤、抗诱变、抗炎、抗氧化、抗菌及心血管保护等作用。

本实验设计了 3 个内容，包括陈皮的生药学鉴定，陈皮中挥发油的提取和鉴定及陈皮中黄酮类成分的含量测定。在教学过程中，可根据实际情况采用。

第一节　陈皮的生药学鉴定

【实验目的】

1. 掌握陈皮的性状与显微特征。

2. 熟悉果皮类药材的鉴别要点。

【实验原理】　本实验参考《中国药典》2020 年版一部收载的陈皮药材的质量标准，根据药材的性状特征、显微特征及理化特征，对陈皮药材进行准确鉴定。

【仪器与材料】

1. 仪器　普通光学显微镜、超声波提取器、分析天平、紫外线灯、打粉机、薄层层析缸、点样毛细管、载玻片、盖玻片、硅胶 G 薄层板等。

2. 材料与试剂　待鉴定药材、水合氯醛、甲醇、甲苯、环己烷、乙酸乙酯、甲酸、氢氧化钠、三氯化铝试液、蒸馏水、橙皮苷对照品、川陈皮素对照品、2- 甲氨基苯甲酸甲酯对照品等。

【实验内容与步骤】

（一）性状鉴定

陈皮常剥成数瓣，基部相连，有的呈不规则的片状，厚 1 ～ 4 mm。外表面橙红色或红棕色，有细皱纹和凹下的点状油室；内表面浅黄白色，粗糙，附黄白色或黄棕色筋络状维管束。质稍硬而脆。气香，味辛、苦。广陈皮常 3 瓣相连，形状整齐，厚度均匀，约 1 mm。外表面橙黄色至棕褐色，点状油室较大，对光照视，透明清晰。质较柔软。

（二）显微鉴定

本品粉末黄白色至黄棕色。中果皮薄壁组织众多，细胞形状不规则，壁不均匀增厚，有的呈连珠状。果皮表皮细胞表面观多角形、类方形或长方形，垂周壁稍厚，气孔类圆形，直径 18 ～ 26 μm，副卫细胞不清晰；侧面观外被角质层，靠外方的径向壁增厚。草酸钙方晶成片存在于中果皮薄壁细胞中，呈多面体形、菱形或双锥形，直径 3 ～ 34 μm，长 5 ～ 53 μm，有的一个细胞内含有由两个多面体构成的平行双晶或 3 ～ 5 个方晶。橙皮苷结晶大多存在于薄壁细胞中，黄色或无色，呈圆形或无定形团块，有的可见放射状条纹。可见螺纹导管、孔纹导管和网纹导管及较小的管胞。粉末特征见图2-1。

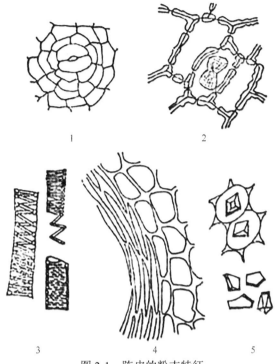

图 2-1　陈皮的粉末特征

1. 果皮表皮细胞及气孔；2. 中果皮细胞及橙皮苷结晶；3. 螺纹及网纹导管；4. 油室碎片；5. 薄壁细胞及草酸钙方晶

（三）理化鉴定

取本品粉末 0.5 g，加甲醇 5 mL，超声 30 min，滤过，作为供试品溶液。另取橙皮苷、川陈皮素及 2- 甲氨基苯甲酸甲酯对照品，加甲醇制成饱和溶液，作为对照品溶液。按照薄层色谱法（《中国药典》2020 年版四部通则 0502）试验，吸取上述两种溶液各 2 μL，分别点于同一硅胶 G 薄层板上，以环己烷 - 乙酸乙酯（5∶1）为展开剂，展至约 8 cm，取出，晾干，再以乙酸乙酯 - 甲醇（10∶3）为展开剂，展至约 3 cm，取出，晾干，最后以环己烷 - 乙酸乙酯（1∶1）为展开剂，展至约 5.5 cm，取出，晾干，喷以三氯化铝试液，置于紫外线灯（365 nm）下检视。陈皮与对照品橙皮苷、川陈皮素相应的位置上显相同颜色的荧光斑点，广陈皮与对照品橙皮苷、川陈皮素及 2- 甲氨基苯甲酸甲酯相应的位置上显相同颜色的荧光斑点。

【注意事项】

1. 橙皮苷溶解性不好，制备橙皮苷对照品甲醇溶液时，可适当超声辅助溶解。

2. 薄层层析所用硅胶 G 薄层板，用高效薄层板替代，实验结果更好。

【讨论与思考】

1. 果皮类药材的性状与显微鉴别的要点是什么？

2. 薄层层析点板展开后，为何喷以三氯化铝试液显色？

第二节 陈皮中挥发油的提取和鉴定

【实验目的】

1. 掌握水蒸气蒸馏法提取挥发油的方法。

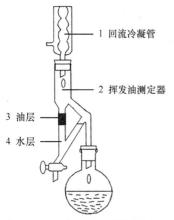

图 2-2 挥发油提取测定装置图

2. 熟悉气相色谱 - 质谱法（GC-MS）鉴定挥发油的方法。

【实验原理】 陈皮富含挥发油成分，主要成分有 *d*- 柠檬烯、*β*- 月桂烯等。本实验参考《中国药典》2020 年版四部通则 2204 挥发油测定法，采用水蒸气蒸馏法进行陈皮挥发油的提取（挥发油提取测定装置见图 2-2），并结合 GC-MS 对其挥发油成分进行鉴定。

【仪器与材料】

1. 仪器 GC-MS 联用仪、挥发油测定器、分析天平、电热套、气相色谱柱、量筒、移液器、微孔滤膜、圆底烧瓶、回流冷凝管等。

2. 材料与试剂 陈皮药材、正己烷、蒸馏水等。

【实验内容与步骤】

（一）陈皮中挥发油的提取

取陈皮药材适量，打成粗粉，称取 60 g，置于 2000 mL 圆底烧瓶中，加入 600 mL 蒸馏水，振摇混合后，浸泡约 12 h。连接挥发油测定器与回流冷凝管，自回流冷凝管上端加水使其充满挥发油测定器的刻度部分，并溢流入烧瓶时为止。将圆底烧瓶置电热套中或用其他适宜方法缓缓加热至其内液体沸腾，并保持微沸约 5 h，至测定器中油量不再增加，停止加热，放置片刻，开启测定器下端的活塞，将水缓缓放出，至油层上端到达刻度 0 线上面 5 mm 处为止。放置 1 h 以上，再开启活塞使油层下降至其上端恰与刻度 0 线平齐，读取挥发油量，并计算陈皮中挥发油的含量（%）。

（二）陈皮中挥发油的鉴定

1. GC-MS 色谱条件 HP-5S 石英毛细管色谱柱（0.25 mm×30 m，0.25 μm）；升温程序为：初始温度 60℃，第一阶段以 1℃ /min 的速度上升到 80℃并保持 10 min，第二阶段以 5℃ /min 上升到 250℃；第三阶段以 20℃ /min 上升到 300℃并保持 1 min；载气为高纯度 He，载气体积流量为 1 mL/min，进样量为 5 μL，分流比为 10：1，进样口温度为 270℃。

2. GC-MS 质谱条件 离子源为电子轰击（EI），电离电压，进样口温度为 270℃，检测器温度为 270℃，质量扫描范围 *m/z* 30 ～ 550 amu，溶剂延迟 4 min，质谱数据库 NIST08s.L 和 NIST08.LIB。

3. 鉴定操作 精密量取得到的陈皮挥发油 100 μL，加 900 μL 正己烷溶解，用微孔滤膜过滤。采用 GC-MS 进行挥发油成分的鉴定。陈皮挥发油成分鉴定结果记录在表 2-1 中。

表 2-1 陈皮挥发油成分鉴定结果

序号	保留时间（min）	化合物名称	分子式	分子量	含量（%）
1					
2					
3					
4					

图内标注：1 回流冷凝管　2 挥发油测定器　3 油层　4 水层

续表

序号	保留时间（min）	化合物名称	分子式	分子量	含量（%）
5					
6					
7					
8					
9					
10					

【注意事项】

1. 陈皮挥发油提取时，药材打成粗粉或剪成小块即可，注意防止打粉过细使粉末漂浮而影响提取效果。

2. 陈皮挥发油提取前，最好提前浸泡约 12 h，以利于挥发油的提取。

3. 水蒸气蒸馏法得到的陈皮挥发油，GC-MS 分析前，可先采用无水硫酸钠脱水处理。

【讨论与思考】

1. 水蒸气蒸馏法提取挥发油时，如果油水不分层应如何处理？

2. 水蒸气蒸馏法提取挥发油时，若得到的挥发油相对密度大于水应如何处理？

第三节　陈皮中黄酮类成分的含量测定

【实验目的】

1. 掌握紫外 - 可见分光光度（UV）法测定总黄酮类成分含量的方法。

2. 熟悉高效液相色谱法（HPLC）测定黄酮类单体成分含量的方法。

【实验原理】 除挥发油外，黄酮类成分是陈皮主要的有效成分，陈皮中的黄酮类成分主要有两大类型：一类是二氢黄酮苷类成分，主要有橙皮苷等；一类是多甲氧基黄酮类成分，主要有川陈皮素等。本实验采用 UV 对陈皮中的多甲氧基总黄酮类成分进行测定，采用 HPLC 对陈皮中橙皮苷和川陈皮素的含量进行测定。橙皮苷和川陈皮素的结构式见图 2-3。

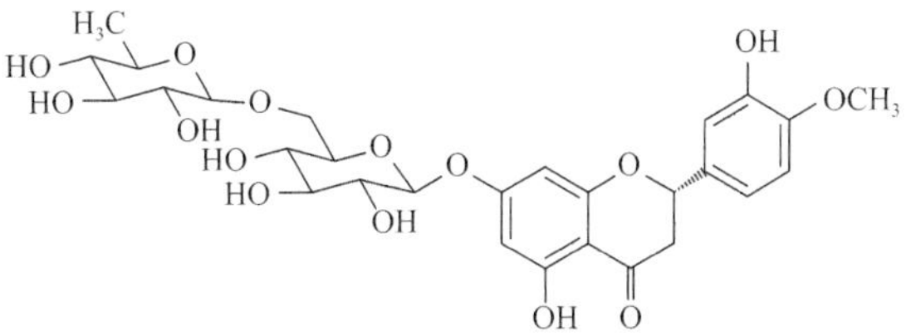

橙皮苷

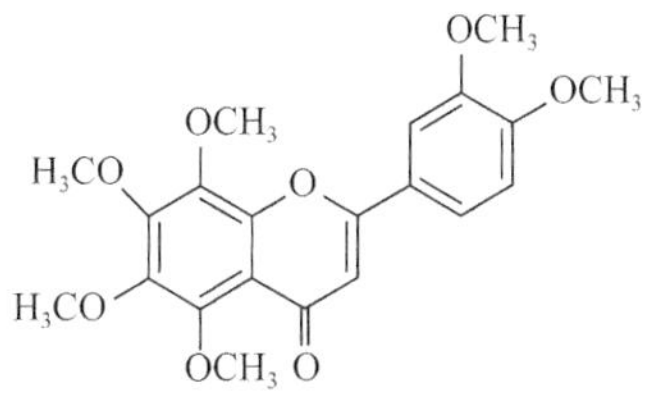

川陈皮素

图 2-3　橙皮苷和川陈皮素的结构式

【仪器与材料】

1. 仪器 紫外 - 可见分光光度计、高效液相色谱仪、超声波提取器、分析天平（万分之一）、分析天平（十万分之一）、液相色谱柱、量筒、移液管、移液器、锥形瓶、容量瓶、抽滤瓶、布氏漏斗、滤纸等。

2. 材料与试剂 陈皮药材、甲醇、乙酸乙酯、乙腈（色谱纯）、双蒸水、橙皮苷对照品、川陈皮素对照品等。

【实验内容与步骤】

（一）UV 测定陈皮中多甲氧基总黄酮类成分的含量

1. 供试品溶液的制备 取陈皮药材粉末 0.5 g，置于 100 mL 锥形瓶中，加入乙酸乙酯 50 mL，超声提取 30 min，抽滤，取滤液。同法进行二次提取，抽滤，取滤液。分别量取两次滤液各 10 mL，置于 50 mL 容量瓶中，用乙酸乙酯定容至刻度，摇匀后从中量取 4 mL 溶液置于 10 mL 容量瓶中，用乙酸乙酯定容至刻度，摇匀即得。

2. 对照品储备液的制备 精密称定川陈皮素对照品 5 mg，置于 50 mL 容量瓶中，加乙酸乙酯溶解并稀释至刻度，摇匀，制成对照品储备液。

3. 标准曲线的制定 分别精密量取对照品储备液 300 μL、500 μL、700 μL、900 μL、1100 μL、1300 μL 置于 10 mL 容量瓶中，用乙酸乙酯稀释至刻度配制成 6 个浓度水平并编号 1 ~ 6。以 330 nm 为检测波长，采用 UV，分别对不同浓度的对照品溶液进行测定，每个浓度重复测定 3 次，取平均值。分别以对照品 1 ~ 6 的质量浓度 X（μg/ mL）为横坐标、吸光度值 Y 为纵坐标进行回归计算并绘制标准曲线。

4. 含量测定 精密量取供试品溶液适量，采用 UV，在 330 nm 处测定其吸光度值，重复测定 3 次，根据标准曲线，以川陈皮素为参考，计算陈皮中多甲氧基总黄酮类成分的百分含量。

（二）HPLC 测定陈皮中橙皮苷与川陈皮素的含量

1. 供试品溶液的制备 取陈皮药材粉末（过三号筛）0.5 g，精密称定，置于 100 mL 的具塞锥形瓶中。加入 50 mL 甲醇，连同锥形瓶一起精密称定（误差控制在 ±0.01 g 内）。超声提取 30 min（320 W，40 kHz），放冷，按初始重量补足甲醇，抽滤，分别取滤液 10 mL 置于 25 mL 容量瓶中，用甲醇稀释至刻度，摇匀即得。

2. 对照品储备液的制备 分别精密称定对照品橙皮苷 12 mg、川陈皮素 5 mg，置于 25 mL 容量瓶中，加甲醇溶解并稀释至刻度，摇匀，制成混合对照品储备液。

3. 标准曲线的制定 取对照品储备液作为对照品溶液（1），并分别精密量取混合对照品储备液 5000 μL、2500 μL、1000 μL、500 μL、200 μL 置于 10 mL 容量瓶中，用甲醇稀释配制成其他 5 个浓度水平并编号（2 ~ 6）。分别对不同浓度的对照品溶液进行 HPLC 测定，每个浓度重复测定 3 次，取平均值。分别以对照品 1 ~ 6 的质量浓度 X（μg/ mL）为横坐标、峰面积值 Y 为纵坐标进行回归计算，并绘制标准曲线。

4. HPLC 色谱条件 色谱柱：DIKMA Diamonsil C_{18} 色谱柱（250 mm×4.6 mm，5 μm)；流动相：乙腈 - 水；流速：1 mL/min；柱温：25℃；进样量：20 μL；检测波长：283 nm 及 330 nm 双波长检测；梯度洗脱条件：0 ~ 15 min，25% ~ 50% 乙腈；15 ~ 35 min，50% ~ 60% 乙腈；35 ~ 40 min，60% ~ 85% 乙腈。

5. 含量测定　取供试品溶液适量，根据确定的色谱条件，采用 HPLC 测定其中橙皮苷与川陈皮素的含量，重复测定 3 次，根据标准曲线，计算陈皮中橙皮苷与川陈皮素的百分含量。

【注意事项】

1. 为保证称量准确，精密称定对照品时，应选用十万分之一分析天平。

2. 超声提取陈皮药材时，注意超声功率应选择在 320 W 或以上，以保证提取完全。

3. HPLC 测定时，注意所用流动相溶剂乙腈和水应过滤并做脱气处理。

【讨论与思考】

1. 采用 UV 测定陈皮中多甲氧基总黄酮类成分的含量时，为何选择乙酸乙酯作为提取溶剂？

2. 采用 HPLC 测定陈皮中橙皮苷与川陈皮素的含量时，为何选择 283 nm 及 330 nm 双波长进行检测？

（郑国栋　郑雪花　李悦山　李楚文）

实验三 千金子的生药学鉴定、主要成分及抗肿瘤活性评价

千金子为大戟科植物续随子 *Euphorbia lathyris* L. 的干燥成熟种子。分布于河南、山东、江苏、安徽、浙江、江西、福建、吉林、辽宁、内蒙古、河北、陕西、甘肃、新疆、湖北、湖南、广西、四川、贵州、云南、西藏等地。花期 4～7 月，果期 6～9 月，夏、秋二季果实成熟时采收，除去杂质，筛去泥沙，洗净，捞出，干燥，用时打碎。

千金子具有泻下逐水，破血消癥的功效，外用具有疗癣蚀疣的功效。常用于二便不通，水肿，痰饮，积滞胀满，血瘀经闭；外治顽癣，赘疣等病症。千金子作为常用中药之一，可用于治疗多种肿瘤。

本实验设计了 3 个内容，包括千金子的生药学鉴定，千金子主要成分的提取分离与结构鉴定，千金子单体化合物、流分的抗肿瘤活性研究。在教学中，可根据实际情况采用。

第一节 千金子的生药学鉴定

【实验目的】

1. 掌握千金子的性状与显微特征。

2. 熟悉种子类药材的鉴别要点。

【实验原理】 性状鉴别是指对药材的形、色、气味、大小、质地、断面等特征，直接进行观察，并作出符合客观实际的结论。每一种中药材都有其特殊的结构，通过显微镜观察中药材的显微结构可以鉴别中药材。

本实验主要是观察千金子药材的性状、千金子粉末的显微特征。

【仪器与材料】

1. **仪器** 普通光学显微镜、打粉机、载玻片、盖玻片等。

2. **材料与试剂** 待鉴定药材、水合氯醛、蒸馏水等。

【实验内容与步骤】

（一）性状鉴定

本品蒴果呈三棱状球形，长与直径各约 1 cm，光滑无毛，花柱早落，成熟不开裂。入药的种子柱状至卵球状，长 6～8 mm，直径 4.5～6.0 mm，褐色或灰褐色，无皱纹，具黑褐色斑点。

（二）显微鉴定

本品粉末呈黑褐色，气微，味淡后辛辣，具油性，有香味，易粘成团。显微镜下可见大量脂肪油滴，散在分布于整个粉末中。种皮下皮细胞少见，且细胞较小，呈多角形或多角类圆形，直径 10～20 μm，壁较薄，有的细胞含有棕色色素。种皮栅状细胞较多，红棕色，常为短束状或短管状，大小不一，侧面观单个栅状细胞呈长柱状，微弯曲，长 200 μm 左右，直径 10～20 μm，薄壁稍厚，有时可见稀疏纹孔。种皮表皮细胞成群或单个散在，多角形或椭圆形，直径 20～30 μm，壁一侧微增厚，胞腔中含红棕色的色素块，块状或颗粒状。导管及管胞较为少见，导管均为螺纹，直径 10～20 μm。胚乳细胞较大，呈多边形、类圆形、椭圆形，直径

26 ～ 56 μm，胞壁较薄，水合氯醛透化前观察，可见胚乳细胞中充满糊粉粒及脂肪油。内种皮细胞偶尔可见，细胞呈椭圆形或类圆形，胞壁呈螺纹增厚。此外，粉末在显微镜下，偶尔可见残存的果皮碎片，果皮细胞较长，末端渐尖或斜尖，直径 10 ～ 20 μm，胞壁稍增厚，具稀疏纹孔，有时可见类方形、长方形或椭圆形的果皮碎片细胞（图 3-1）。

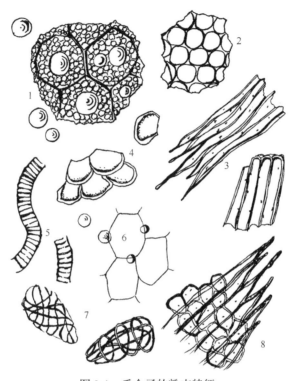

图 3-1　千金子的粉末特征

1. 油滴；2. 种皮下皮细胞；3. 种皮栅状细胞；4. 种皮表皮细胞；5. 导管及管胞；6. 胚乳细胞；7. 内种皮细胞；8. 果皮碎片

【注意事项】　千金子粉末直接接触皮肤可能引起一定的刺激反应，实验过程中应该注意。

【讨论与思考】

1. 种子类药材的性状与显微鉴别要点是什么？

2. 水合氯醛处理前后，粉末的显微特征有何变化？

第二节　千金子主要成分的提取分离与结构鉴定

【实验目的】

1. 掌握千金子主要成分的提取分离过程。

2. 熟悉千金子二萜类成分的波谱学特征，包括红外光谱、紫外光谱、氢谱、碳谱。

【实验原理】　千金子的有效成分是二萜类成分，以 95% 乙醇对千金子药材粉末进行提取，合并浓缩液后重悬于水，依次以乙酸乙酯、正丁醇萃取，得到乙酸乙酯部分、正丁醇部分与水部分的萃取物。千金子二萜类成分主要在乙酸乙酯部分，利用硅胶柱色谱等方法对乙酸乙酯部分进行分离纯化，得到单体化合物，进行结构鉴定。

【仪器与材料】

1. 仪器 硅胶柱色谱、葡聚糖凝胶柱色谱、紫外分光光度计、红外光谱仪、紫外线灯、核磁共振波谱仪、旋转蒸发器、循环水式真空泵、低温冷却液循环泵、西林瓶、电热套等。

2. 材料与试剂 千金子药材、95% 乙醇、乙酸乙酯、正丁醇、石油醚（60～90℃）、甲醇、5% 浓硫酸 - 乙醇溶液、5% 磷钼酸 - 乙醇溶液、千金子素 L1～L3、氘代氯仿、甲酸等。

【实验内容与步骤】

（一）千金子的提取与萃取

称取 300 g 千金子干燥药材，用粉碎机粉碎，用 95% 乙醇室温浸泡过夜，于 500 mL 圆底烧瓶中进行恒压式回流提取 3 次，每次 3 h。将所得提取液合并，采用旋转蒸发器减压浓缩，得到棕黑色总提取物，具体流程见图 3-2。

将浓缩所得总提取物加水混悬至 50 mL，倒入 200 mL 分液漏斗中，水层以等量的乙酸乙酯萃取，重复 3 次，上层为乙酸乙酯萃取相，下层为水层。乙酸乙酯萃取相经旋转蒸发器减压浓缩至浸膏状，得到乙酸乙酯部分提取物。

余下水层以等量的正丁醇萃取，重复 3 次，上层为正丁醇萃取相，下层为水层。正丁醇萃取相经旋转蒸发器减压浓缩至浸膏状，得到正丁醇部分提取物。萃取流程见图 3-3。

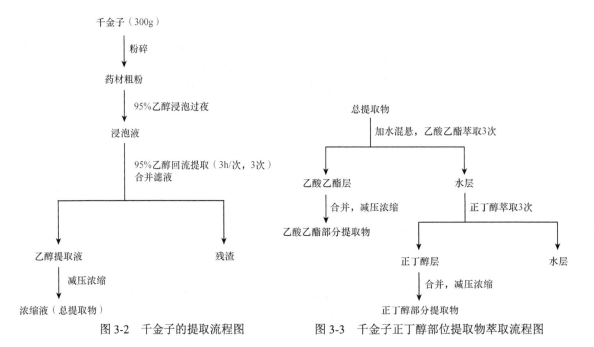

图 3-2　千金子的提取流程图　　　　图 3-3　千金子正丁醇部位提取物萃取流程图

（二）千金子乙酸乙酯部分的分离纯化

选择常压硅胶柱色谱，以分离乙酸乙酯部分为主。硅胶柱色谱分离：湿法装柱，干法拌样上柱，乙酸乙酯萃取浓缩液用适量乙酸乙酯稀释，用适量的硅胶（200～300 目）拌样，装于柱顶，进行洗脱。

本实验用石油醚（60～90℃）- 乙酸乙酯 - 甲醇进行梯度洗脱，将洗脱液每 50 mL 作为一个组分进行收集，再真空浓缩，移入 10 mL 西林瓶。薄层点板，展开剂为石油醚 - 乙酸乙酯（10：1～2：1，加 0.1% 的甲酸），于紫外线灯下检测，并用 5% 浓硫酸 - 乙醇溶液及 5% 磷钼酸 -

乙醇溶液显色，将各组分点板结果进行对比，将成分相同组分合并。与标准品点板比较，千金子素 L1 ～ L3 出现在 Fr. 30 ～ 65（注：Fr. 表示流分），进行硅胶柱色谱、葡聚糖凝胶柱色谱分离纯化后得到千金子素 L1、L2、L3。

（三）单体化合物的结构鉴定

1. 紫外光谱鉴定　各称取 10 mg 的单体化合物，分别以丙酮、甲醇 20 mL 溶解，在紫外分光光度计上进行最大波长的扫描，比较两种溶剂下紫外吸收光谱的差异。

2. 红外光谱鉴定　称取适量的单体化合物，溴化钾压片，测定红外光谱。

3. 核磁共振波谱测定（氢谱、碳谱）　称取适量的单体化合物，以氘代氯仿为溶剂，在 400 MHz 的核磁共振波谱条件下进行氢谱、碳谱的测定。

4. 质谱测定　对单体化合物进行质谱分析（高分辨质谱或普通质谱）。

【注意事项】　实验提供了千金子素 L1 ～ L3，可以在硅胶薄层色谱展开时作为对照，以快速找到目标化合物。

【讨论与思考】

1. 硅胶柱色谱、葡聚糖凝胶柱色谱的分离原理分别是什么？

2. 除了本实验所用到的波谱学鉴定手段，还有哪些结构鉴定方法？

第三节　千金子单体化合物、流分的抗肿瘤活性研究

【实验目的】

1. 掌握肿瘤细胞培养要点。

2. 初步掌握流分抗肿瘤活性筛选的过程。

【实验原理】

（一）肿瘤细胞培养

1. 复苏

（1）把肿瘤细胞冻存管从液氮中取出后，立即投入 37℃ 水浴锅中，轻微摇动冻存管。待冻存液都融化后（1 ～ 1.5 min）拿出来喷少量乙醇，然后放到超净工作台里。

（2）把上述细胞悬液吸到装有 10 mL 培养基的 15 mL 离心管中（用培养基把冻存管洗一遍，把粘在管壁上的细胞都洗下来），1000 r/min 离心 5 min。

（3）把上清液倒掉，加 1 mL 培养基把细胞悬浮起来。将其吸到装有 10 mL 培养基的培养皿中前后左右轻轻摇动，使培养皿中的细胞均匀分布。

（4）将培养皿标好细胞种类、日期和培养人姓名后，放到 37℃ 的 5% CO_2 培养箱中培养，细胞贴壁后换培养基。

（5）根据细胞增长速度 2 ～ 3 天换一次培养基。

2. 传代

（1）培养皿中的细胞覆盖率达到 80% ～ 90% 时要传代。

（2）把原有培养基吸掉。

（3）加适当的胰蛋白酶（能覆盖细胞就行），消化 1 ～ 2 min。

（4）细胞都变圆后加入等体积的含血清的培养基终止消化。

（5）用移液器吹打细胞，让细胞悬浮起来。

（6）把细胞吸到 10 mL 或 15 mL 的离心管中，1000 r/min 离心 5 min。

（7）倒掉上清液，加 1 ～ 2 mL 培养基，用移液器把细胞都吹打起来。

（8）根据细胞种类把细胞转到几个培养皿中，继续培养。

3. 冻存 把细胞消化下来并离心（同上）。用配好的冻存液把细胞悬浮起来，分装到灭菌的冻存管中，静置几分钟，标明细胞种类、冻存日期。将其在 4℃冰箱中放置 30 min，–20℃冰箱中放置 30 min，–80℃冰箱放置过夜，然后放到液氮罐中保存。

（二）细胞计数

按图 3-4 计算血细胞计数器的四角大方格（每个大方格又分 16 个小方格）内的细胞数。计数时，只计数完整的细胞，聚成一团的细胞按一个细胞计数。在一个大方格中，如果有细胞位于线上，一般计下线细胞不计上线细胞，计左线细胞不计右线细胞。二次重复计数误差不应超过 ±5%。

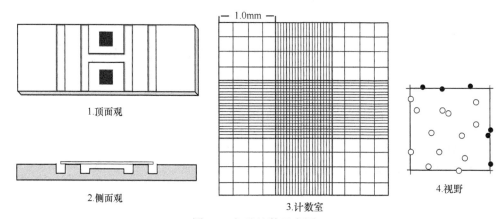

1.顶面观

2.侧面观

3.计数室

4.视野

图 3-4 细胞计数示意图

计完数后，需换算出每毫升悬液中的细胞数。由于计数器中每一大方格的面积为 0.01 cm²，高为 0.01 cm，这样它的体积为 0.0001 cm³，即 0.1 mm³。由于 1 mL = 1000 mm³，所以每一大方格内细胞数 ×10 000 ＝细胞数 /mL，故可按下式计算：

$$细胞悬液细胞数 /mL ＝ 4 个大方格细胞总数 /4×10 000$$

（三）MTT 法测 IC$_{50}$ 值

MTT（噻唑蓝）法又称 MTT 比色法，是一种检测细胞存活和生长的方法。其检测原理为活细胞线粒体中的琥珀酸脱氢酶能使外源性 3-(4,5- 二甲基噻唑 -2)-2,5- 二苯基四氮唑溴盐（MTT）还原为水不溶性的蓝紫色结晶甲䐶（Formazan）并沉积在细胞中，而死细胞无此功能。二甲基亚砜（DMSO）能溶解细胞中的甲䐶，用酶联免疫检测仪在 540 nm 或 720 nm 波长处测定其光密度（OD）值，可间接反映活细胞数量。在一定细胞数范围内，MTT 结晶形成的量与细胞数成正比。该方法已广泛用于一些生物活性因子的活性检测、大规模的抗肿瘤药物筛选、细胞毒性试验及肿瘤放射敏感性测定等。

【仪器与材料】

1. 仪器 超净工作台、恒温培养箱、倒置显微镜、液氮储存罐、电热鼓风干燥箱、冰柜、电子天平、恒温水浴槽、离心机、压力蒸汽消毒器、培养皿、培养瓶、96 孔培养板等。

2. 材料与试剂　待测肿瘤细胞、各种待测定化合物、二甲基亚砜、培养基、血清、生理盐水等。

【**实验内容与步骤**】　取对数生长期的肿瘤细胞分别以（1.5 ～ 3.0）×10^4 个 /mL 的浓度接种于 96 孔培养板，每孔体积为 190 μL。培养 24 h 待细胞贴壁后，分别加入 10 μL 不同浓度的受试化合物或者流分混合物，同时设空白对照组和生理盐水对照组，每组设 4 个平行孔。培养 68 h 后加入 MTT，继续培养 4 h，倾去培养液，每孔加入 100 μL 二甲基亚砜，待完全溶解显色后，用酶联免疫检测仪 540/720 nm 双波长测定，计算细胞生长抑制 50% 时的药物浓度，即 IC_{50} 值。按下式计算细胞存活率：

$$细胞存活率 = \frac{实验组平均 OD 值 - 空白对照组 OD 值}{生理盐水对照组平均 OD 值 - 空白对照组 OD 值} \times 100\%$$

【**注意事项**】　流分的抗肿瘤活性筛选中，药物浓度及 IC_{50} 值的单位是 μg/mL；单体化合物的浓度及 IC_{50} 值的单位是 μmol/L（摩尔浓度），利于比较不同化合物的抗肿瘤活性。

【**讨论与思考**】

1. 是否可以将化合物的分离纯化与抗肿瘤活性筛选相结合？

2. 除了 MTT 法，还有什么方法可以用于化合物抗肿瘤活性筛选？

（张建业　郑国栋　杨英来　袁　洁）

实验四　盐酸普鲁卡因的合成及含量测定

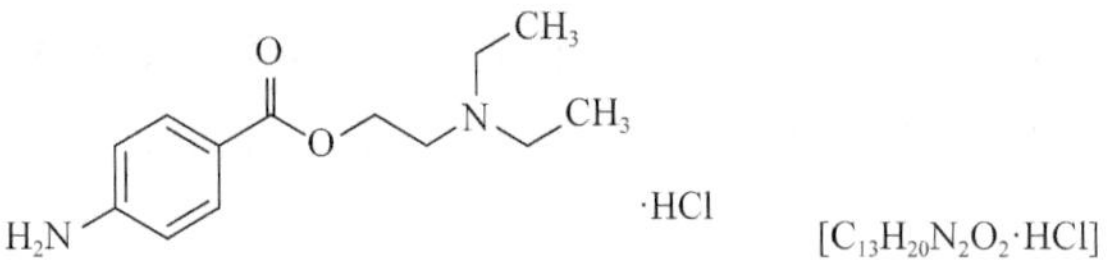

图 4-1　盐酸普鲁卡因的结构

盐酸普鲁卡因（procaine hydrochloride），化学名称为 4- 氨基苯甲酸 -2-（二乙氨基）乙酯盐酸盐 [2-(diethylamino)ethyl 4-aminobenzoate hydrochloride]，又名盐酸奴佛卡因（novocain），化学结构如图 4-1 所示。

盐酸普鲁卡因是应用广泛的局部麻醉药，主要用于浸润麻醉、阻滞麻醉、腰椎麻醉、硬膜外麻醉及封闭疗法等。

本品为白色针状结晶或结晶性粉末，无臭，味微苦而麻。熔点为 154 ～ 157℃。易溶于水，略溶于乙醇，微溶于氯仿，几乎不溶于乙醚。

本实验设计了 2 个内容，包括盐酸普鲁卡因的合成和永停滴定法测定盐酸普鲁卡因的含量。在教学过程中，可根据实际情况采用。

第一节　盐酸普鲁卡因的合成

【实验目的】

1. 通过对盐酸普鲁卡因的合成，掌握酯化、还原、成盐等反应原理及相关操作。

2. 掌握水和二甲苯共沸脱水的原理和分水器的作用及操作方法。

3. 掌握用盐析法对水溶性大的盐类进行分离及精制的方法。

【实验原理】　以对硝基苯甲酸为原料，将其与 β- 二乙氨基乙醇发生酯化反应得到硝基卡因，后者经铁粉还原、成盐即得盐酸普鲁卡因，合成路线见图 4-2。

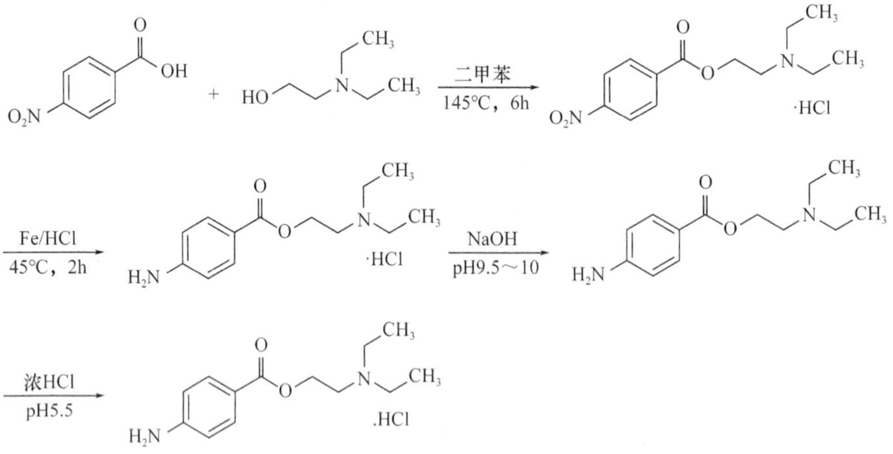

图 4-2　盐酸普鲁卡因的合成路线

【仪器与材料】

1. 仪器　集热式恒温加热磁力搅拌器、三颈烧瓶、搅拌子、温度计、分水器、冷凝管、抽滤装置、锥形瓶、烧杯等。

2. 材料与试剂 对硝基苯甲酸、β-二乙氨基乙醇、二甲苯、铁粉、20% 氢氧化钠溶液、硫化钠、盐酸、活性炭、保险粉、乙醇、食盐等。

【实验内容与步骤】

（一）对硝基苯甲酸-β-二乙氨基乙醇酯（俗称硝基卡因）的制备（酯化）

在装有搅拌子、温度计、分水器（图 4-3）及冷凝管的 500 mL 三颈烧瓶中，加入对硝基苯甲酸 20 g、β-二乙氨基乙醇 14.7 g、二甲苯 150 mL，加热回流 6 h（注意控制温度在约 145℃），共沸带水 6 h。停止加热，稍冷，将反应液倒入 250 mL 锥形瓶中，封口，静置，冷却过夜。待析出固体后，将上清液用倾泻法转移至减压蒸馏烧瓶中，减压蒸除二甲苯，残留物用 3% 的盐酸 180 mL 溶解，并与锥形瓶中的固体合并，过滤，除去未反应的对硝基苯甲酸，滤液（硝基卡因）备用。

（二）对氨基苯甲酸-β-二乙氨基乙醇酯的制备（还原）

将上步中得到的滤液转移至装有搅拌子、温度计的 500 mL 三颈烧瓶中，搅拌下用 20% 氢氧化钠溶液调 pH 为 4.0～4.2。充分搅拌下，于 25℃ 分批加入经活化的铁粉，约 0.5 h 内加完，反应温度将自动上升，注意控制温度不超过 70℃（必要时可冷却）。然后，45℃ 条件下保温反应 2 h 至反应液变为棕黑色。反应完毕后，抽滤，滤渣用少量水洗涤 2 次（每次 10 mL），滤液用 37% 稀盐酸酸化至 pH 5.0。滴加饱和硫化钠溶液调 pH 7.8～8.0，以使反应液中的铁盐沉淀。抽滤，滤渣用少量水洗涤 2 次，滤液用 10% 稀盐酸酸化至 pH 6.0。向滤液中加入少量活性炭，于 50～60℃ 条件下保温反应 10 min，趁热抽滤，滤渣再次用少量水洗涤 1 次，滤液用冰水浴冷却至 10℃ 以下，用 20% 氢氧化钠溶液碱化至普鲁卡因全部析出（pH 9.5～10），抽滤，所得普鲁卡因固体备用。

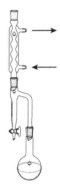

图 4-3　分水器装置示意图

（三）盐酸普鲁卡因的制备（成盐及精制）

将自制的普鲁卡因置于 150 mL 烧杯中，慢慢加入乙醇，至饱和（乙醇的体积与普鲁卡因质量之比约为 1:1），抽滤，滤液慢慢滴加浓盐酸至 pH 5.5，有大量沉淀析出，冷却结晶，抽滤，即得盐酸普鲁卡因粗品。

将粗品置于干燥烧杯中，滴加蒸馏水使其在 70℃ 时恰好溶解，加入适量保险粉，于 70℃ 条件下保温反应 10 min，趁热抽滤，滤液自然冷却，当有结晶析出时，外用冰水浴冷却，使结晶析出完全。抽滤，滤饼用少量冷乙醇洗涤 2 次，干燥，得盐酸普鲁卡因成品。

【注意事项】

1. 羧酸和醇之间进行的酯化反应是可逆反应。反应达到平衡时，生成酯的量较少，为使平衡向右移动，需要向反应体系中不断加入反应原料或不断除去生成物。本反应利用二甲苯和水形成共沸混合物的原理，将生成的水不断除去，从而打破平衡，使酯化反应趋于完全。由于水的存在会对反应产生不利的影响，故实验中使用的药品和仪器应事先干燥。

2. 还原反应系放热反应，铁粉必须分批加入，以免反应过于剧烈。铁粉加完后，温度自然上升，保持在 45℃ 左右为宜，并注意观察反应液颜色的变化（从绿色到棕色再到黑色），若不转变为棕黑色，则表示反应尚未完全，可补加适量活化铁粉，继续反应一段时间。

3. 铁粉活化的目的是除去其表面的铁锈，方法是：取铁粉 35 g，加水 100 mL，浓盐酸 0.6 mL，加热至微沸，用水倾泻法洗涤至近中性，置于水中保存待用。

4. 除铁时，因溶液中有过量的硫化钠存在，加酸后可使其形成胶体硫，加活性炭后过滤，便可将其除去。

5. 成盐时应严格控制 pH 5.5，以免芳氨基成盐。

6. 保险粉为强还原剂，可防止芳氨基氧化，同时可除去有色杂质，以保证产品色泽洁白，若用量过多，则产品含硫量不合格。

【讨论与思考】

1. 在盐酸普鲁卡因的制备中，为何先酯化对硝基苯甲酸原料，然后再进行还原，能否先还原后酯化？为什么？

2. 酯化反应中，为何要加入二甲苯？

3. 酯化反应中，产物硝基卡因与未反应的对硝基苯甲酸是通过什么方式分离的？

4. 在还原过程中，为什么会发生颜色变化？说出其反应机制。

5. 还原反应结束后，为何加入硫化钠？

6. 在普鲁卡因成盐和精制时，为何加入保险粉？

第二节　永停滴定法测定盐酸普鲁卡因的含量

【实验目的】

1. 掌握亚硝酸钠滴定法的原理与操作步骤。

2. 熟悉永停滴定法指示终点的原理及操作步骤。

【实验原理】 盐酸普鲁卡因分子结构中含有芳伯氨基，在酸性条件下可与亚硝酸钠定量反应，生成重氮化合物。据此，用已知浓度的亚硝酸钠滴定液滴定，用永停滴定法指示终点，根据消耗的亚硝酸钠滴定液的浓度和体积，可计算出芳伯氨基类药物的含量，反应式如图 4-4 所示。

$$ArNH_2 + NaNO_2 + 2HCl \longrightarrow \left[Ar - \overset{+}{N} \equiv N \right] \bar{C}l + NaCl + 2H_2O$$

图 4-4　重氮化反应的反应式

永停滴定法（dead-stop titration）又称死停滴定法，是根据滴定过程中双铂电极的电流变化来确定化学计量点的电流滴定法。永停滴定法是将两支相同的铂电极（面积为 0.1～1 cm²）插入被测溶液中，在两电极间外加一低电压（如 50 mV），然后进行滴定。测量加入不同滴定剂时的电流强度，以电流强度对滴定剂体积作图或直接观察滴定过程中通过两个电极间的电流突变来确定滴定终点。若电极在溶液中极化，则在未到达终点时，仅有很小的电流或无电流通过，电流计指针不发生偏转或偏转后立即恢复到初始位置；但当到达滴定终点时，滴定液略有过剩，使电极去极化，发生如下氧化还原反应（图 4-5）：

阴极　　$HNO_2 + H^+ + e \longrightarrow NO + H_2O$

阳极　　$NO + H_2O \longrightarrow HNO_2 + H^+ + e$

图 4-5　两极的氧化还原反应

此时，溶液中有电流通过，电流计指针突然偏转，不再恢复，即为滴定终点。永停滴定装置见图4-6。

【仪器与材料】

1. 仪器　永停滴定仪、容量瓶、分析天平、烧杯、电磁搅拌器等。

2. 材料与试剂　盐酸普鲁卡因原料药（自制）、亚硝酸钠、无水碳酸钠、磺胺酸（对氨基苯磺酸）、浓氨试液、盐酸、溴化钾、蒸馏水等。

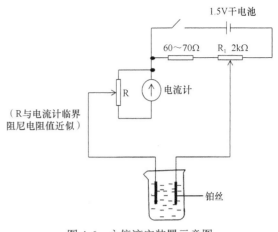

图4-6　永停滴定装置示意图
R 与 R_1 均为电阻

【实验内容与步骤】

（一）亚硝酸钠溶液（0.1 mol/L）的配制与标定

取亚硝酸钠 7.18 g，加无水碳酸钠 0.11 g，加水适量使其溶解后定容至 1000 mL，摇匀，即得亚硝酸钠溶液。取在 120℃ 恒重的基准对氨基苯磺酸约 0.5 g，精密称定，加蒸馏水 30 mL 与浓氨试液 3 mL，溶解后，加盐酸（1→2）20 mL，搅拌，在 30℃ 以下用上述配制的亚硝酸钠溶液迅速滴定，滴定时将滴定管尖端插入液面下约 2/3 处，边滴边搅拌；至近终点时，将滴定管尖端提出液面，用少量蒸馏水洗涤尖端，洗液并入溶液中，继续缓慢滴定，用永停法指示终点。每 1 mL 亚硝酸钠滴定液（0.1 mol/L）相当于 17.32 mg 的对氨基苯磺酸。根据亚硝酸钠溶液的消耗量与对氨基苯磺酸的取用量，算出亚硝酸钠溶液的准确浓度。

（二）含量测定

永停滴定装置用作重氮化法的终点指示时，调节图4-6中 R_1 使加于电极上的电压约为 50 mV。取盐酸普鲁卡因原料药约 0.6 g，精密称定，置烧杯中，除另有规定外，可加蒸馏水 40 mL 与盐酸（1→2）15 mL，而后置电磁搅拌器上搅拌使溶解，再加入溴化钾 2 g。插入铂 - 铂电极后，将滴定管尖端插入液面下 2/3 处，在 15～25℃，用亚硝酸钠滴定液（0.1 mol/L）迅速滴定，边滴边搅拌；至近终点时，将滴定管尖端提出液面，用少量蒸馏水洗涤尖端，洗液并入溶液中，继续缓慢滴定，至电流计指针突然偏转，并不再恢复，即为滴定终点。每 1 mL 亚硝酸钠滴定液（0.1 mol/L）相当于 27.28 mg 的盐酸普鲁卡因。

【注意事项】

1. 铂电极在使用前可用加有少量三氯化铁的硝酸或铬酸液浸洗活化。

2. 滴定时电磁搅拌的速度不宜过快，以不产生空气旋涡为宜。

【讨论与思考】

1. 亚硝酸钠滴定法的基本原理是什么？

2. 影响重氮化反应速率的因素有哪些？

3. 永停滴定法与电位滴定法指示终点的原理有何不同？

（吴文浩　孙明娜　张　超　张培全）

实验五　苯妥英钠的合成及含量测定

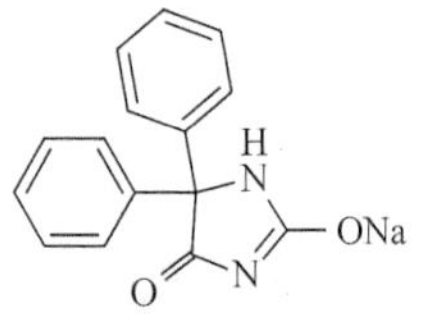

图 5-1　苯妥英钠的化学结构

苯妥英钠（phenytoin sodium），化学名称 5,5- 二苯基乙内酰脲钠盐，分子式 $C_{15}H_{11}N_2NaO_2$，化学结构如图 5-1 所示。

苯妥英钠为白色粉末；无臭；微有引湿性；在空气中渐渐吸收二氧化碳，分解成苯妥英；水溶液显碱性反应，常因部分水解而变得浑浊。苯妥英钠在水中易溶，在乙醇中溶解，在三氯甲烷或乙醚中几乎不溶。

苯妥英钠为抗癫痫药、抗心律失常药。临床上用于癫痫大发作、精神运动性发作，三叉神经痛、坐骨神经痛及室性心律失常等疾病的治疗。

本实验设计 2 个内容，包括苯妥英钠的合成与苯妥英钠的含量测定。在教学过程中，可根据实际情况采用。

第一节　苯妥英钠的合成

【实验目的】

1. 学习应用维生素 B_1 为催化剂进行安息香缩合反应的机理和实验方法。

2. 掌握三氯化铁作为氧化剂的实验方法。

3. 学习二苯乙醇酸重排反应的机理和实验方法。

4. 掌握成盐反应的实验方法。

5. 掌握回流、过滤、萃取、重结晶、洗涤、干燥等基本实验操作。

6. 学习多步骤有机合成、药物合成的实验方法。

【实验原理】　以苯甲醛为原料，首先通过维生素 B_1 催化安息香缩合反应合成安息香（安息香的制备），再经三氯化铁氧化制备二苯乙二酮（二苯乙二酮的制备），随后经二苯乙醇酸重排及缩合反应制备苯妥英（苯妥英的制备），最后与氢氧化钠成盐得苯妥英钠（苯妥英钠的制备），共 4 个实验步骤，合成路线如图 5-2 所示。各化合物理化性质见表 5-1。

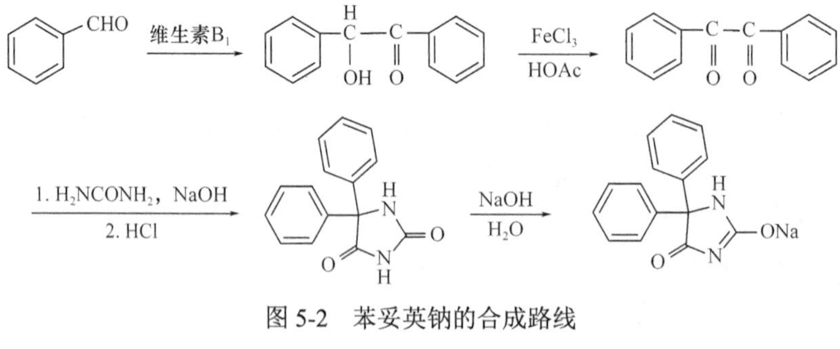

图 5-2　苯妥英钠的合成路线

表 5-1 化合物理化性质

化合物名称	性状	熔点（℃）	溶解性		分子量
			水	乙醇	
安息香（二苯乙醇酮）	淡黄色针状晶体	133～137	不溶于冷水，微溶于热水	溶	212.25
二苯乙二酮	淡黄色针状晶体	95～96	不溶	溶	210.22
苯妥英	白色针状晶体	295～298	不溶	溶	252.27
苯妥英钠	白色粉末	292～299	易溶	溶	274

【仪器与材料】

1. 仪器 集热式恒温加热磁力搅拌器、圆底烧瓶、三颈烧瓶、磁力搅拌子、球形冷凝管、布氏漏斗、抽滤瓶、量筒、锥形瓶、烧杯、胶头滴管等。

2. 材料与试剂 苯甲醛、硫胺素（维生素 B_1）、2 mol/L NaOH 溶液、95% 乙醇、20% NaOH 溶液、三氯化铁（$FeCl_3·6H_2O$）、冰醋酸、尿素、盐酸、乙酸钠、活性炭、蒸馏水、滤纸等。

【实验内容与步骤】

（一）安息香的制备（维生素 B_1 催化安息香缩合反应）

在 100 mL 圆底烧瓶内加入 3.5 g 维生素 B_1、8 mL 蒸馏水和 30 mL 95% 乙醇，用塞子塞住瓶口，放在冰水浴中冷却，不时摇动，待维生素 B_1 溶解。量取 10 mL 2 mol/L NaOH 溶液并预先在冰水浴中充分冷却，随后将已充分冷却的 NaOH 溶液滴加到上述圆底烧瓶中，调节反应液的 pH 为 9 左右。量取 20 mL 已经去除了苯甲酸并洗涤后的苯甲醛加入圆底烧瓶内，充分摇动使混合均匀，再次调节使反应液的 pH 保持在 9 左右，然后在圆底烧瓶上安装回流装置，放在温水浴中加热反应 1.5 h（水浴温度控制在 60～75℃，勿使其过热沸腾。要随时观察反应液的 pH 变化，可以适量加入 2 mol/LNaOH 溶液使反应液的 pH 保持在 8～10）。反应完毕后趁热将混合物倾入 250 mL 烧杯中，逐渐冷却到室温后，析出浅黄色固体，经冰浴使之析出完全，抽滤收集固体粗产物并用 25 mL 冷蒸馏水洗涤，干燥后得到安息香粗品。将安息香粗品用 95% 乙醇重结晶（70℃下加 95% 乙醇至全溶，再在冰水浴下冷却结晶，抽滤收集固体结晶），得到淡黄色安息香晶体，干燥后称重并计算产率。

（二）二苯乙二酮（联苯甲酰）的制备

在装有磁力搅拌子、温度计、球形冷凝管的 100 mL 三颈烧瓶中，依次加入 20 g $FeCl_3·6H_2O$，22 mL 冰醋酸（保持 pH 小于 3.2，Fe^{3+} 不会沉淀）和 12 mL 蒸馏水。搅拌下加热至沸腾，待 $FeCl_3·6H_2O$ 固体溶解后停止加热。当沸腾平息后加入安息香 4.5 g，继续加热回流反应 1 h。反应完毕后，将反应液倾入到 250 mL 烧瓶中，冷却至固体全部析出。抽滤收集固体粗产物并用少量冷蒸馏水洗涤（除去黄色 $FeCl_3$），干燥后得到二苯乙二酮粗产品。将粗产品用 95% 乙醇重结晶（若颜色太深可用少量活性炭脱色），可得到淡黄色二苯乙二酮晶体，干燥后称重，计算产率。

（三）苯妥英的制备

在装有磁力搅拌子、温度计、球形冷凝管的 100 mL 三颈烧瓶中，依次加入二苯乙二酮 4 g、尿素 1.5 g、95% 乙醇 20 mL，搅拌下加热至沸腾后（约 100℃），分批加入 20% NaOH 溶液 12 mL，加入完毕后继续回流反应 1 h。反应完毕后，将反应液倾入 120 mL 的蒸馏水中，加入 1 g 乙酸钠，搅拌后静置 0.5 h，至黄色沉淀完全。抽滤除去黄色二苯乙炔二脲沉淀后，滤液用 15% 盐酸调至 pH 5 ～ 6，有白色固体析出，冷却放置待固体析出完全后抽滤，固体用少量水洗涤，得白色苯妥英粗产品。粗产品用 95% 乙醇重结晶，可得苯妥英白色针状晶体，干燥后称重，计算产率。

（四）苯妥英的成盐与精制

预先将水浴温度设定至 40℃，将自制苯妥英置于 100 mL 烧杯中，按粗产品与水 1∶4 的比例加入蒸馏水，加热搅拌下滴加 20% NaOH 溶液至全溶（此时 pH 在 11 ～ 12），加入活性炭继续加热脱色 5 min 后，趁热抽滤，滤液室温放冷后用冰水冷却结晶，析出白色晶体，抽滤收集晶体并真空干燥后得苯妥英钠白色结晶，称重，计算产率。

【注意事项】

1. 在安息香制备实验步骤中，宜选用重蒸后的苯甲醛或经碱溶液洗涤并干燥后的苯甲醛。因为长期放置的苯甲醛中会混有少量被氧化形成的苯甲酸，而苯甲酸会抑制反应的进行。

2. 维生素 B_1 在酸性条件下稳定，但易吸水，在水溶液中易被空气氧化失效，遇光和铁、铜、锰等金属离子可加速氧化，所以，维生素 B_1 的质量优劣会影响反应的进行，宜选用新鲜的维生素 B_1，这是安息香制备实验成败的关键之一。此外，维生素 B_1 在碱性溶液中易分解，因此，NaOH 溶液在加入前必须用冰水充分冷却，否则维生素 B_1 的咪唑环会在 NaOH 溶液中开环而失效，这是安息香制备实验成败的另一个关键。

3. 在安息香合成实验中，pH 对实验有很大的影响，当反应液 pH 保持在 8 ～ 9 时，维生素 B_1 才能发挥很好的活性。反应液 pH 过高或过低时都会造成安息香产量降低。当其 pH 超过 9 时，反应液的碱性过高，可能会导致苯甲醛发生康尼查罗反应，进而影响安息香的产率。

4. 氧化反应制备二苯乙二酮时，氧化剂选择 $FeCl_3 \cdot 6H_2O$ 可避免使用硝酸氧化时产生的有毒气体 NO_2，同时可以使反应在较为温和的条件下进行。若产物呈油状析出，应重新加热使其溶解，然后静置冷却待固体析出。

5. 在苯妥英的合成中，应分批加入 20% NaOH 溶液。若一次性加入，则会发生副反应，使溶液颜色过深，且使产率降低。

6. 加入乙酸钠的作用是盐析，使副产物二苯乙炔二脲沉淀完全。

7. 制备苯妥英钠盐时，若水量稍多，可使产率明显降低，所以要严格按比例加水。

8. 苯妥英钠为白色粉末，微有引湿性，在空气中渐渐吸收二氧化碳，分解成苯妥英，所以需要真空干燥。

【讨论与思考】

1. 维生素 B_1 催化安息香缩合反应的机理是什么？

2. 在氧化反应中，为何选用 $FeCl_3 \cdot H_2O$ 做氧化剂？反应加入冰醋酸的目的是什么？

3. 制备苯妥英为什么在碱性条件下进行？

4. 在苯妥英的制备中，加入乙酸钠的作用是什么？

5. 在苯妥英制备的反应过程中，可能发生的副反应是什么？

6. 苯妥英钠为什么要真空干燥？

7. 苯妥英成盐反应时，若加入氢氧化钠过多没有沉淀析出，可能的原因是什么？

第二节 苯妥英钠的含量测定

【实验目的】

1. 掌握高效液相色谱法测定药物含量的原理。

2. 掌握外标法定量的原理及计算方法。

3. 熟悉高效液相色谱仪的工作原理、仪器构造和操作方法。

【实验原理】 高效液相色谱法（high performance liquid chromatography，HPLC）又称"高压液相色谱法"，系以液体为流动相，采用高压输液泵，将规定的流动相泵入装有填充剂的色谱柱，对供试品进行分离测定的色谱方法。注入的供试品，由流动相带入色谱柱内，各组分在柱内被分离，并进入检测器检测，由积分仪或数据处理系统记录和处理色谱信号。该方法已成为化学、药学、医学、工业、农学、商检和法检等学科领域中重要的分离分析技术。

苯妥英钠分子结构中含有苯环，具有紫外吸收光谱特征，其吸收信号可被高效液相色谱仪的紫外检测器检测到。因此，可采用高效液相色谱法进行原料药的含量测定。

本实验参考《中国药典》2020 年版二部收载的苯妥英钠的质量标准。

【仪器与材料】

1. **仪器** 高效液相色谱仪、分析天平（万分之一）、液相色谱柱、容量瓶、量筒、移液管、称量纸、试管、胶头滴管等。

2. **材料与试剂** 苯妥英钠原料药（自制）、2-羟基-1,2-二苯基乙酮对照品、乙腈（色谱纯）、甲醇（色谱纯）、磷酸二氢铵、蒸馏水、苯妥英钠对照品等。

【实验内容与步骤】

1. **色谱条件与系统适用性试验** 用十八烷基硅烷键合硅胶为填充剂；以 0.05 mol/L 的磷酸二氢铵溶液（用磷酸调节 pH 至 2.5）-乙腈-甲醇（45∶35∶20）为流动相；流速为每分钟 1.5 mL；检测波长为 220 nm；进样体积为 20 μL。取 2-羟基-1,2-二苯基乙酮（苯妥英钠杂质对照品）与苯妥英钠对照品各适量，加少量甲醇溶解，用流动相稀释制成每 1 mL 中约含 2-羟基-1,2-二苯基乙酮 0.15 mg 与苯妥英钠 0.1 mg 的混合溶液（系统适用性溶液），取 20 μL 系统适用性溶液注入高效液相色谱仪，系统适用性溶液色谱图中，出峰顺序为苯妥英钠与 2-羟基-1,2-二苯基乙酮，两峰间的分离度应符合要求，理论板数按苯妥英钠峰计算不低于 5000。

2. **供试品溶液的制备** 取苯妥英钠原料药（自制）精密称定，加流动相溶解并定量稀释制成每 1 mL 中约含苯妥英钠 50 μg 的溶液。

3. **对照品溶液的制备** 取苯妥英钠对照品精密称定，加流动相溶解并定量稀释制成每 1 mL 中约含苯妥英钠对照品 50 μg 的溶液。

4. **高效液相色谱法外标法测定苯妥英钠的含量** 精密量取供试品溶液与对照品溶液，分别注入高效液相色谱仪，记录色谱图。按外标法以峰面积计算。

【注意事项】 高效液相色谱法测定时，流动相在使用之前必须经过超声波脱气处理。

【讨论与思考】

1. 什么是系统适用性试验？为何要进行系统适用性试验？

2. 什么是外标法？如何应用外标法进行定量？

（吴文浩 孙明娜 张 超 张培全）

实验六 维生素 C 注射液的制备及质量研究

注射剂系指药物制成的供注入体内的无菌溶液（包括乳浊液和混悬液）以及供临用前配成溶液或混悬液的无菌粉末或浓溶液。适用于不宜口服给药的患者：在临床上常遇到神昏、抽搐、惊厥等状态的患者，或有消化系统障碍的患者，均不能口服给药，注射则是有效的给药途径。

维生素 C 注射液可用于防治维生素 C 缺乏症（坏血病），也可用于各种急慢性传染性疾病及紫癜等的辅助治疗。但由于维生素 C 易于氧化降解，所以在制备过程中要注意保护。

本实验设计了 2 个内容，包括维生素 C 注射液的制备和质量研究。在教学过程中，可根据实际情况采用。

第一节 维生素 C 注射液的制备

【实验目的】

1. 掌握 5% 维生素 C 注射液的生产工艺过程。

2. 熟悉制备注射剂的操作要点。

【实验原理】 注射剂的处方主要由主药、溶剂和附加剂组成。注射剂处方中所用的原辅料应从来源及工艺等生产环节进行严格控制并应符合注射用的质量要求。配制注射剂时，可根据药物的性质加入适宜的附加剂，如渗透压调节剂、pH 调节剂、增溶剂、助溶剂、抗氧剂、抑菌剂、乳化剂、助悬剂等。所用附加剂应不影响药物疗效，避免对检验产生干扰，使用浓度不得引起毒性或有明显的刺激。常用的抗氧剂有亚硫酸钠、亚硫酸氢钠、焦亚硫酸钠。一般浓度为 0.1% ～ 0.2%；常用的抑菌剂为 0.5% 苯酚、0.3% 甲酚和 0.5% 三氯叔丁醇等。除另有规定外，一次注射量超过 15 mL 的注射液，不得加抑菌剂。

注射剂的制备过程由五大部分组成，即水处理系统、容器的处理系统、处方配制和灌封系统、消毒灭菌系统及灯检包装系统。

【仪器与材料】

1. 仪器 磁力搅拌器、pH 计、微孔滤膜过滤器、熔封机、布氏漏斗等。

2. 材料与试剂

原料药：维生素 C。

辅料：碳酸氢钠、乙二胺四乙酸二钠（EDTA-2Na）、焦亚硫酸钠、注射用水等。

【实验内容与步骤】

（一）处方

维生素 C	5.0 g
碳酸氢钠	约 2.4 g（调节 pH 5.8 ～ 6.2）
EDTA-2Na	0.005 g
焦亚硫酸钠	0.2 g
注射用水加至	100 mL

（二）制备

1. 注射用水的预处理　取注射用水 120 mL，煮沸，放置至室温，或通入二氧化碳（20 ～ 30 min）使其饱和，以除去溶解于其中的氧气，备用。

2. 溶解　按处方称取 EDTA-2Na、焦亚硫酸钠，加至 80 mL 注射用水中使其溶解，加入处方量维生素 C，搅拌使之溶解。

3. 调节 pH　分次缓慢加入碳酸氢钠粉末，调节药液 pH 至 5.8 ～ 6.2。

4. 活性炭吸附　加入 0.05% 的活性炭，室温搅拌 10 min。

5. 粗过滤　用布氏漏斗过滤除炭。

6. 精滤　加入注射用水至 100 mL，用 0.22 μm 的微孔滤膜过滤器精滤。

7. 灌封　检查滤液澄明度合格后灌封，2.15 mL/ 支，二氧化碳饱和后熔封。

【注意事项】

1. 维生素 C 水溶液与空气接触时，维生素 C 会自动氧化生成脱氢维生素 C。

2. 本品用 100℃流通蒸汽灭菌 15 min 效果较好。

【讨论与思考】

1. 分析并讨论实验结果，总结出影响维生素 C 注射液质量的因素。

2. 制备注射剂的操作要点有哪些？

第二节　维生素 C 注射液的质量研究

【实验目的】

1. 掌握 5% 维生素 C 注射液成品质量检查的标准。

2. 熟悉 5% 维生素 C 注射液成品质量检查的方法。

【实验原理】　注射剂的质量检查项目主要包括热原检查、无菌检查、澄清度检查、pH 测定、装量检查、渗透压（大容量注射剂）和药物含量，均应符合要求，在储存期内应稳定有效。有的尚需进行有关物质检查、降压物质检查、异常毒性检查、刺激性和过敏试验及抽针试验等。

注射液的 pH 应接近体液，一般控制在 4 ～ 9 范围内，特殊情况下可以适当放宽，凡大量静脉注射或滴注的输液，应调节其渗透压与血浆渗透压相等或相近。凡在水溶液中不稳定的药物常制成注射用灭菌粉末即无菌冻干粉针或无菌粉末分装粉针，以保证注射剂在储存期内稳定、安全、有效。

【仪器与材料】

1. 仪器　高效液相色谱仪、紫外 - 可见分光光度计、磁力搅拌器、pH 计、澄明度检查仪、量入式量筒等。

2. 材料与试剂　维生素 C 注射液（自制）、丙酮、稀乙酸、碘滴定液、淀粉指示液、蒸馏水等。

【实验内容与步骤】

（一）质量检查

1. pH 测定　应为 5.0 ～ 7.0（具体测定参见《中国药典》2020 年版四部通则 0631），结果列于表 6-1 中。

2. 含量测定　按照高效液相色谱法（《中国药典》2020 年版四部通则 0512）测定。精密量取本品 2 mL（约相当于维生素 C 0.1 g），加蒸馏水 15 mL 与丙酮 2 mL，摇匀，放置 5 min，加稀乙酸 4 mL 与淀粉指示液 1 mL，用碘滴定液（0.05 mol/L）滴定，至溶液显蓝色并持续 30 s 不褪，记下消耗碘滴定液的毫升数。每 1 mL 碘滴定液相当于 8.806 mg 的维生素 C。本品为维生素 C 的灭菌水溶液，含维生素 C（$C_6H_8C_6$）应为标示量的 93.0% ～ 107.0%，结果列于表 6-1 中。

3. 颜色 取本品，加水稀释成每 1 mL 中含维生素 C 50 mg 的溶液，照紫外 - 可见分光光度法（《中国药典》2020 年版四部通则 0401），在 420 nm 的波长处测定，吸光度不得超过 0.06，结果列于表 6-1 中。

4. 可见异物检查（澄明度） 按可见异物检查法（《中国药典》2020 年版四部通则 0904）检查。采用伞棚式装置，日光灯光源，用无色透明容器包装的无色供试品溶液，检查时被观察样品所在处的光照度应为 1000 ～ 1500 lx。取检品数支，擦净安瓿外壁，置供试品于遮光板边缘处，在明视距离（指供试品至人眼的清晰观测距离，通常为 25 cm），手持供试品颈部轻轻旋转和翻转容器使药液中可能存在的可见异物悬浮（但应避免产生气泡），轻轻翻摇后即用眼检视药液中有没有肉眼可见的玻璃屑、白点、纤维等异物，重复 3 次，总时限为 20 s。结果列于表 6-1 和表 6-2 中。

5. 装量 按《中国药典》2020 年版四部通则检查方法进行。标示装量为 2 mL 以上至 50 mL 者，取供试品 3 支。开启供试品时注意避免损失，将内容物分别用相应体积的干燥注射器及注射针头抽尽，然后缓慢连续地注入经标化的量入式量筒内，在室温下检视。每支的装量均不得少于其标示量，结果列于表 6-1 中。

6. 热原 取本品 5 mL，加无热原氯化钠注射液制成每 1 mL 中含维生素 C 10 mg 的溶液，按《中国药典》四部通则 1142 检查，剂量按家兔体重每 1 kg 缓缓注射 5 mL，应符合规定。

7. 无菌检查 取本品，经薄膜过滤法处理，按《中国药典》2020 年版四部通则 1101 项检查，应符合规定。

（二）实验结果

1. 维生素 C 注射液的质量检查，结果见表 6-1。

表 6-1 维生素 C 注射液质量检查结果

检查项目	编号								
	1	2	3	4	5	6	7	8	9
pH									
含量									
颜色									
可见异物									
装量									

2. 可见异物检查（澄明度），结果见表 6-2。

表 6-2 澄明度检查结果

编号	玻璃屑	纤维	白点
1			
2			
3			

续表

编号	玻璃屑	纤维	白点
4			
5			
6			
7			
8			
各项合格支数			
各项合格率（%）			

注："+"代表有，"-"代表无。

【注意事项】

1. 维生素 C 注射液（$C_6H_8C_6$）应为标示量的 93.0%～107.0%。

2. 维生素 C 注射液含量测定要在酸性条件下进行。

【讨论与思考】

1. 制备维生素 C 注射液时，可以通过哪几种方法保证其质量？

2. 测定维生素 C 注射液含量时为什么要在酸性条件下进行？

（周　毅　杜玲然　韦敏燕）

实验七　对乙酰氨基酚片的制备及质量研究

片剂是在丸剂使用基础上发展起来的，创用于 19 世纪 40 年代，到 19 世纪末随着压片机械的出现和不断改进，片剂的生产和应用得到了迅速的发展。近十几年来，片剂生产技术与机械设备方面也有较大的发展，如沸腾制粒、全粉末直接压片、半薄膜包衣、新辅料、新工艺及生产自动化等。

对乙酰氨基酚别名扑热息痛，分子式为 $C_8H_9NO_2$，通常为白色结晶性粉末，有解热镇痛作用，用于感冒发热、关节痛、神经痛、偏头痛、癌痛及手术后止痛等。

本实验设计了 2 个内容，包括对乙酰氨基酚片的制备和质量检查。在教学过程中，可根据实际情况采用。

第一节　对乙酰氨基酚片的制备

【实验目的】

1. 掌握对乙酰氨基酚片湿法制粒压片的制备工艺。

2. 熟悉单冲压片机的使用方法。

【实验原理】　湿法制粒是在原料粉末中加入黏合液进行制粒的方法。由湿法制粒制成的颗粒外形美观，耐磨性较强，压缩成形性好，在制药工业生产中应用最为广泛。

湿法制粒机制：在任何湿法制粒过程中，在粉粒表面均匀润湿的液体会产生粉粒间黏着力，因此，在粉粒间存在的液体量与其存在的状态对制成的颗粒的强度有重要影响。当将液体加入到粉粒层中时，液体首先进入粉粒层内的部分空隙中，与液体相接触的粉粒（第一粒子）相互黏结、结聚成颗粒（第二粒子）。

【仪器与材料】

1. **仪器**　分析天平、压片机、制粒与整粒用筛网、电热干燥箱等。

2. **材料与试剂**

原料药：对乙酰氨基酚。

辅料：淀粉、聚山梨酯 80、羧甲基淀粉钠、硬脂酸镁、乙醇等。

【实验内容与步骤】

（一）处方

对乙酰氨基酚	20 g
15% 淀粉浆	适量（黏合剂）
崩解剂	适量（6%）
硬脂酸镁	适量（1%）（润滑剂）
共制成	40 片

（二）制备

1. **聚山梨酯 80 淀粉的制备**　称取 0.5 g 聚山梨酯 80，溶于 15 mL 乙醇中，加 15 g 淀粉，搅拌均匀，于 70℃ 干燥，过 100 目筛，备用。

2. 干淀粉的制备　将淀粉在 105℃干燥约 2 h，使含水量为 8% ～ 10%。

3. 黏合剂的制备　本实验使用 15% 淀粉浆。称取淀粉 6 g 于 40 mL 蒸馏水中均匀分散，70℃加热糊化，即得。

4. 湿颗粒的制备　称取处方量对乙酰氨基酚过 100 目筛，加 15% 淀粉浆适量，混匀，制软材，过 18 目筛制粒，60℃干燥，过 18 目筛整粒。

5. 加入崩解剂和润滑剂　分别取上述颗粒 3 份，称重。在 3 份颗粒中采用外加法分别加入 6% 干淀粉、6% 聚山梨酯 80、6% 羧甲基淀粉钠，混匀。

6. 压片　片剂规格 $\Phi9$ mm，将上述物料压片（控制片剂硬度为 40 N 以上）。

崩解剂分别考察干淀粉、羧甲基淀粉钠、聚山梨酯 80、淀粉，考察指标包括片剂外观、重量差异、崩解时限等。

【注意事项】

1. 将润滑剂混合均匀。

2. 湿法制粒过程中注意软材的制备。

【讨论与思考】

1. 各种片剂的制备方法有什么特点？

2. 片剂崩解时限不合格的主要原因和解决办法是什么？

第二节　对乙酰氨基酚片的质量检查

【实验目的】

1. 掌握对乙酰氨基酚片剂的质量检测方法。

2. 熟悉溶出仪、崩解仪等仪器的使用方法。

【实验原理】　评价片剂的质量，分别从以下方面进行。

1. 外观　无斑点、光洁美观。

2. 硬度和抗张强度　用硬度测定仪测硬度，然后计算抗张强度。

3. 重量差异　用精密天平测定。

4. 崩解时限　用崩解仪测定。

5. 脆碎度　用脆碎度仪测定。

【仪器与材料】

1. 仪器　高效液相色谱仪、紫外 - 可见分光光度计、分析天平、电子天平、溶出仪、硬度测定仪、崩解仪、脆碎度仪等。

2. 材料与试剂　对乙酰氨基酚片（自制）、甲醇（色谱纯）、0.05 mol/L 磷酸二氢钾、0.45 μm 微孔滤膜等。

【实验内容与步骤】

（一）质量检查

1. 硬度检查法　采用硬度测定仪进行测定。方法如下：将药片径向固定在两横杆之间，其中的活动柱杆借助弹簧沿水平方向对片剂径向加压，当片剂破碎时，活动柱杆的弹簧停止加压，仪器刻度盘所指示的压力即为片剂的硬度。测定 3 ～ 6 片，取平均值。结果列于表 7-1。

2. 崩解时间检查法 应用崩解仪进行测定。采用吊篮法，方法如下：取药片 6 片，分别置于吊篮的玻璃管中，每管各加一片，开动仪器使吊篮浸入 37℃ ±1.0℃ 的水中，按一定的频率（30～32 次 / 分）和幅度（55 mm±2 mm）往复运动。从片剂置于玻璃管开始计时，至片剂破碎并全部固体粒子都通过玻璃管底部的筛网（$\Phi2$ mm）为止，该时间即为该片剂的崩解时间，应符合规定崩解时限（一般压制片为 15 min）。如有 1 片不符合要求，应另取 6 片复试，均应符合规定。结果列于表 7-1。

3. 重量差异检查法 取药片 20 片，精密称定总重量，求得平均片重后，再分别精密称定各片的重量。每片重量与平均片重相比较（凡无含量测定的片剂，每片重量应与标示片重比较）超出重量差异限度的药片不得多于 2 片，并不得有 1 片超出限度 1 倍，结果列于表 7-2。

4. 脆碎度检查法 取药片，按《中国药典》2020 年版四部通则 0923 项下检查法，置脆碎度仪内检查，记录检查结果。检查方法及规定如下：片重为 0.65 g 或以下者取若干片，使其总重量约为 6.5 g；片重大于 0.65 g 者取 10 片。用吹风机吹去脱落的粉末，精密称重，置圆筒中，转动 100 次。取出，同法除去粉末，精密称重，减失重量不得超过 1%，且不得检出断裂、龟裂及粉碎的药片。结果列于表 7-3。

5. 含量测定

（1）样品处理：取本品 20 片，研细，精密称取适量，置 100 mL 量瓶中，加蒸馏水 80 mL，振摇，使其溶解，用水稀释至刻度，摇匀，作为供试品溶液。其值处于标示量的 95%～105%。

（2）紫外分光光度法：照分光光度法在 254 nm 波长处测定吸收度，吸收系数为 724。

（3）HPLC 色谱条件：色谱柱为 Venusil MP C_{18}（4.6 mm×250 mm，5 μm）；流动相为甲醇 - 0.05 mol/L 磷酸二氢钾（磷酸调 pH 3.0）（25：5）；检测波长为 254 nm；流速为 0.8 mL/min；柱温为 25℃；进样量 10 μL。理论板数以对乙酰氨基酚峰计应不低于 3000。

（4）含量测定：分别精密量取供试品溶液 10 μL，注入高效液相色谱仪，记录对乙酰氨基酚峰面积 A。另取对乙酰氨基酚对照品适量，精密称定，同法测定，按外标法以峰面积计算，即得。本品含对乙酰氨基酚应为标示量的 90%～110%。

（二）实验结果

表 7-1 外观、硬度以及崩解时间的测定结果

编号	外观	直径（mm）×厚度（mm）	硬度（N）	崩解时间（min）
1				
2				
3				
4				
5				
6				
平均				

表 7-2　重量差异的测定结果

编号	片重（mg）	编号	片重（mg）	编号	片重（mg）
1		8		15	
2		9		16	
3		10		17	
4		11		18	
5		12		19	
6		13		20	
7		14			

平均片重（mg）

相对标准差（RSD）

表 7-3　片剂脆碎度的测定结果

批号	片数	试验前重量（g）	试验后重量（g）	脆碎度（%）
1				
2				
3				

【注意事项】

1. 溶出度合格的片剂可以不测崩解时间。

2. 崩解剂加入分为外加法、内加法和内外加法。

【讨论与思考】

1. 片剂制备时的辅料加入原则是什么？

2. 片剂硬度不够的主要原因和解决办法是什么？

（周　毅　韦敏燕　张　超）

实验八　南海红树林内生真菌 KL11 次级代谢产物白僵菌素的提取分离与鉴定

红树林是生长在热带或亚热带海岸潮间带的、以红树植物为主体的常绿灌木或乔木组成的潮滩湿地木本生物群落，包含陆地和海洋栖息地两种生态系统，并且构成了两者之间的动态过渡区，具有热带和亚热带海岸线的生物高度多样性的特点。红树林极端的环境条件包括高盐度、高温、潮湿、低含氧量土壤、潮汐活动、高度微生物和动物的竞争等，这使得红树林植物必须采取各种策略来适应环境，红树林内生微生物有助于红树林植物适应其极端栖息地。其中，红树林植物内生真菌是海洋真菌的第二大生态群类。现有研究表明，红树林植物内生真菌可以产生结构独特、具有药理活性的代谢产物。在陆地微生物代谢产物新化合物发现率逐渐降低的现况下，海洋微生物来源的新颖活性代谢产物越来越受到天然药物研究者的重视。

我国是海洋大国，有着漫长的大陆和海岛海岸线，其中，红树林植物分布于北至浙江省、南至海南省的海岸线。丰富的红树林资源，蕴含了类群多样的红树林真菌，为天然药物研发提供了备选的药用微生物资源。本实验设置了红树林内生真菌的分离与鉴定实验、红树林内生真菌 KL11 次级代谢产物白僵菌素的分离纯化和结构鉴定实验。通过这些实验，同学们可以掌握和了解微生物来源的天然药物、药物先导化合物的部分研究流程和内容。

第一节　南海红树林内生真菌的分离与鉴定

【实验目的】

1. 掌握微生物无菌操作技术。

2. 掌握内生微生物的分离纯化方法。

3. 熟悉微生物的分子生物学鉴定技术。

【实验原理】　自然界中各种微生物混杂生活在一起，要研究某种微生物的特性，首先须使该微生物处于纯培养状态。从混杂的微生物中获得只含有某一株微生物的过程称为微生物的分离与纯化。本实验将采用平板划线分离法。

应用分子生物学方法从遗传进化角度阐明微生物种群之间的分类学关系，是微生物分类学研究普遍采用的鉴定方法。通过对真菌基因组 ITS 区域进行序列分析，并与已知菌种序列进行比对，一般可鉴定至属或种。

【仪器与材料】

1. 仪器　倒置光学显微镜、低温离心机、PCR 仪、电泳仪、水浴锅、培养箱、高压蒸汽灭菌锅、摇床、分析天平、高速振荡器、接种铲、锥形瓶（100 mL、250 mL、500 mL）、滴管、100 mL 量筒、滤纸、玻璃涂布棒、精密 pH 试纸、剪刀、离心管、称量瓶、吸附柱、药匙、甘油冻存管、移液器、培养皿、漏斗、试管、小刀、镊子、酒精灯、接种环等。

2. 材料与试剂　红树林植物组织、75% 乙醇、2% 次氯酸钠溶液、无菌水、孟加拉红培养基、马铃薯葡萄糖琼脂培养基、保藏菌种斜面培养基、真菌基因组 DNA 提取试剂盒等。

【实验内容与步骤】

（一）培养基的制备

孟加拉红培养基：蛋白胨 5%，葡萄糖 10%，磷酸二氢钾 1%，硫酸镁 0.5%，琼脂 15%，孟加拉红 0.033%，氯霉素 0.1%。使用时，称取本品 31.6 g，加入蒸馏水 1 L，搅拌加热煮沸至完全溶解，按需分装至合适的锥形瓶中，放入高压蒸汽灭菌锅，在 121℃ /0.11 MPa 下灭菌 20 min，待用。

马铃薯葡萄糖琼脂（PDA）培养基：马铃薯粉 300 g/L，葡萄糖 20%，琼脂 15%，氯霉素 0.1%。使用时，称取本品 40 g，加入蒸馏水 1 L，搅拌加热煮沸至完全溶解，按需分装至合适的锥形瓶中，放入高压蒸汽灭菌锅，在 121℃ /0.11 MPa 下灭菌 20 min，待用。

（二）待灭菌物品的准备

1. 培养皿的包装 每 10 套一包，用报纸或牛皮纸包扎。

2. 玻璃涂布棒的包装 用长纸条包扎。

3. 移液器吸头的包装 放入吸头盒，用牛皮纸包扎。

4. 无菌水的准备 用量筒量取 200 mL 蒸馏水于 500 mL 锥形瓶中，然后用牛皮纸包扎瓶口。

上述物品放入高压蒸汽灭菌锅，在 121℃ /0.11 MPa 下灭菌 20 min，烘干待用。

（三）内生真菌培养

采集红树林植物组织少许，将植物组织充分洗净后剪成小块，在浓度为 75% 的乙醇中浸泡 1 min，再用浓度为 2% 的次氯酸钠溶液浸泡 3 min，最后转入浓度为 75% 的乙醇中浸泡 30 s，之后用无菌水漂洗 3 次后平放于孟加拉红培养基平板上，放入恒温培养箱中，28℃培养至组织切面长出菌丝。

（四）内生真菌纯化

用平板划线法将组织切面长出的菌丝接种到新的孟加拉红培养基平板上，直到平板上的菌落形态基本一致后接入马铃薯葡萄糖琼脂培养基平板上。待真菌菌落基本覆盖平板后，记录并拍照保留菌落的形态、颜色等信息。

（五）菌种保藏

将已记录好信息的真菌分别接种到斜面培养基中和已灭菌的甘油冻存管中，每株菌分别于 4℃ 和 –40℃下各保存 3 支斜面和冻存管。

（六）菌株鉴定

1. 真菌基因组 DNA 提取 使用真菌基因组 DNA 提取试剂盒提取。用刀片刮取适量菌丝，加入 200 μL 溶液 A，加入 20 μL RNase A，再加入 100 mg 玻璃珠，在高速振荡器上振荡约 5 min。加入 20 μL 的蛋白酶 K（10 mg/mL），充分混匀，55℃水浴消化 30 min，消化期间可颠倒离心管混匀数次。12 000 r/min 离心 2 min。将上清液转移到一个新的离心管中。在上清液中加入 200 μL 溶液 B，充分混匀。如出现白色沉淀，可于 55℃水浴 5 min，沉淀即可消失。再加入 200 μL 无水乙醇，充分混匀，此时可能会出现絮状沉淀，将溶液和絮状沉淀都加入吸附柱中，放置 2 min 后，12 000 r/min 离心 1 min，弃废液，将吸附柱放入收集管中。向吸附柱中加入 600 μL 漂洗液，12 000 r/min 离心 1 min，弃废液，将吸附柱放回收集管中；再向吸附柱中加入 600 μL 漂洗液，12 000 r/min 离心 1 min，弃废液。将吸附柱放入收集管中，12 000 r/min 离心 2 min，将吸附柱置于室温或 50℃温箱数分钟。然后将吸附柱转入一个干净的离心管中，向吸附膜中央悬空滴加 50～200 μL 经 65℃水浴预热的洗脱液，室温放置 5 min，12 000 r/min 离心 1 min。离心所得洗脱液再加入吸附柱中，室温放置 2 min，12 000 r/min 离心 2 min，洗脱液中即为提取得到的基因组 DNA。

2. PCR 反应及电泳检测　利用下述引物，以提取得到的基因组 DNA 为模板，按照表 8-1 中的反应体系，以表 8-2 的反应条件，进行 PCR 扩增反应。

引物序列：

ITS1：TCCGTAGGTGAACCTGCGG；

ITS4：TCCTCCGCTTATTGATATGC。

表 8-1　PCR 反应体系

反应物	体积（μL）
2×*Taq* Master Mix	12.5
上游引物	0.5
下游引物	0.5
DNA 模板	2
ddH$_2$O	9.5
总体积	25

表 8-2　PCR 反应条件

步骤	温度	持续时间	循环数
1	95℃	5 min	1
2	96℃	30 s	
3	60℃	30 s	35
4	72℃	30 s	
5	72℃	10 min	1

电泳检测：对 PCR 产物进行凝胶电泳检测，用西班牙琼脂糖配制 1.5% 的琼脂糖凝胶，电泳缓冲液用 1×TAE，电压按 5 V/cm 进行琼脂糖凝胶电泳，电泳上样量为 5 μL。电泳检测结果正确后，进行 PCR 产物测序。

【注意事项】

1. 高压蒸汽灭菌锅灭菌时，根据需要设定灭菌温度和时间，一般为 121℃ /0.11 MPa 下灭菌 20 min。溶液如因特殊情况不能及时灭菌，则应放入冰箱内暂存。

2. 灭菌培养基的容量不宜超过锥形瓶容积的一半。

3. 灭菌完毕，试管培养基搁成斜面，斜面的长度以不超过试管总长度的一半为宜。

4. 灭菌完毕，固体培养基冷却至 50℃左右时倒平板。

【讨论与思考】

1. 孟加拉红培养基和马铃薯葡萄糖琼脂培养基为什么要加入氯霉素？

2. 内生真菌纯化，除了平板划线分离法之外，是否还有其他纯化的方法？

第二节 南海红树林内生真菌 KL11 次级代谢产物白僵菌素的分离纯化和结构鉴定

【实验目的】

1. 掌握真菌的培养技术。

2. 掌握微生物代谢产物的分离纯化方法。

3. 熟悉白僵菌素化合物的波谱学特征。

【实验原理】 红树林内生真菌 KL11 分离自海南东寨港国家级自然保护区的红树林植物秋茄 *Kandelia candel* (Linn.) Druce，经形态观察和基因序列分析，鉴定为 *Fusarium* sp.。该菌株具有产生白僵菌素的能力。白僵菌素为环肽类化合物，结构式见图 8-1。

本实验以 KL11 为出发菌株，用大米培养基进行固态发酵培养，培养物经有机溶剂（甲醇）提取法进行提取，提取液浓缩后重悬于水，采用乙酸乙酯进行萃取，得到发酵萃取物，利用硅胶柱色谱等方法对乙酸乙酯部分进行分离纯化，得到白僵菌素单体化合物。采用液相色谱 - 质谱法（LC-MS）及核磁共振（NMR）波谱法，对白僵菌素进行结构鉴定。

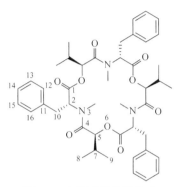

图 8-1 白僵菌素的结构式

【仪器与材料】

1. 仪器 倒置光学显微镜、水浴锅、培养箱、灭菌锅、摇床、分析天平、酒精灯、接种环、接种铲、旋转蒸发器、循环水式真空泵、低温冷却液循环泵、电热套、紫外线灯、高效液相色谱仪、LC-MS 联用仪、红外光谱仪、核磁共振波谱仪、硅胶（100 ～ 200 目、200 ～ 300 目）、HS-GF$_{254}$ 硅胶薄层板等。

2. 材料与试剂 菌株 KL11、PDA 培养基、大米培养基、葡萄糖蛋白胨酵母膏（GYP）培养基、甲醇、乙酸乙酯、石油醚等。

【实验内容与步骤】

（一）菌株培养

PDA 培养基：见第一节。

GYP 培养基：葡萄糖 10 g，蛋白胨 2 g，酵母膏 1 g，粗海盐 2 g，加水至 1 L，经 121℃高温灭菌 20 min 后使用。

大米培养基：大米：0.2% 粗海盐水溶液 =1∶2，经 121℃高温灭菌 20 min 后使用。

将在 PDA 培养基平板上活化的 KL11 菌株单菌落接入 GYP 液体培养基中，在 30℃、120 r/min 的摇床上培养 3 天，以 2% 的比例接入装有已灭菌大米固体培养基的 1 L 锥形瓶中，静置培养 30 天。

（二）次级代谢产物的提取和萃取

经培养 30 天后的发酵产物用等体积的甲醇浸泡 72 h，适当搅拌，用纱布过滤后得粗提液，重复 5 次。将提取液合并，旋转蒸发至无甲醇，再用等体积乙酸乙酯萃取 5 次，合并乙酸乙酯萃取液，旋干得到浸膏。以白僵菌素为对照品，用 HPLC 分析提取物。

（三）HPLC 分析检测

将粗提物样品配成浓度为 1 mg/mL 的甲醇溶液，高速离心后取上层清液，采用高效液相色谱仪进行分析。

色谱条件：进样量 10 μL；ODS 色谱柱（250 mm×4.6 mm，5 μm）及保护柱（4.0 mm×3.0 mm，5 μm）；柱温 40℃；流速 1 mL/min；流动相为乙腈和超纯水，洗脱曲线为 0～30 min：V（乙腈）/V（水）=30/70～80/20；30～31 min：V（乙腈）/V（水）=80/20～100/0；31～36 min：V（乙腈）/V（水）=100/0～100/0；36～37 min：V（乙腈）/V（水）=100/0～30/70；37～40 min：V（乙腈）/V（水）=30/70～30/70。

（四）白僵菌素的分离纯化

发酵提取液浸膏经硅胶（200～300 目）柱层析分离，采用石油醚 - 乙酸乙酯（100：0，80：20，67：33，50：50，33：67，20：80，0：100，V/V）、乙酸乙酯 - 甲醇（80：20，50：50，0：100，V/V）系统等度洗脱，每个等度洗脱 3 个柱体积，获得 10 个（Fr.A～Fr.J）不同极性段的组分。Fr.D 继续用正相硅胶柱分离，用石油醚 - 乙酸乙酯（50：50，V/V）洗脱，洗脱液析出白色沉淀，过滤干燥得化合物，经 HPLC 检测分析（条件同上），确定其为白僵菌素。

（五）结构鉴定

对纯化获得的白僵菌素，进行质谱（MS）和 NMR 检测，对其波谱数据进行分析，并与文献进行对比，确定其化学结构。

白僵菌素：无色块状结晶（甲醇）；（+）ESI-MS：m/z 784.8 [M+H]$^+$，（−）ESI-MS：m/z 782.7 [M−H]$^+$，分子式为 $C_{45}H_{57}N_3O_9$，1D 及 2D NMR 数据见表 8-3。

表 8-3　白僵菌素的核磁数据（DMSO-d_6, ^{1}H-NMR: 400 MHz, ^{13}C-NMR: 100 MHz）

峰号	δ_C	δ_H	COSY	HMBC
1	169.3			
2	48.7	5.44 (dd, J=12.2, 4.7 Hz, 1H)	N-CH$_3$	C-1、N-CH$_3$、C-10
3	31.4	3.03 (s, 3H)	H-2	C-4、C-12、C-11
4	169.5			
5	74.7	4.82 (d, J=9.1 Hz, 1H)	H-7	C-7、C-8、C-4
6				
7	29.6	1.76 (m, 1H)	H-5	C-5、C-9、C-8
8	18.3	0.76 (d, J=6.6 Hz, 3H)	H-7	C-9、C-7、C-5
9	16.4	0.20 (d, J=6.8 Hz, 3H)	H-7	C-8、C-7、C-5
10	34.0	3.17 (m, 2H)	H-2	C-11、C-16、C-12
11	136.8			

续表

峰号	δ_C	δ_H	COSY	HMBC
12、16	128.8	7.29 ~ 7.21 (m, 4H)		C-11，C-15，C-13，C-10
13、15	128.4			C-16，C-12，C-14
14	126.7	7.18 (m, 1H)		C-15，C-13

注：δ_C 为元素 C 的化学位移；δ_H 为元素 H 的化学位移；COSY 为化学位移相关谱；HMBC 为异核多键相关谱

【注意事项】

1. 利用已有的白僵菌素对照品，可以在硅胶薄层色谱和 HPLC 分析检测时，快速高效找到提取物和流分中的目标化合物。

2. 白僵菌素为 3 个相同的 *D-α-* 羟异戊酸残基和 *L-N-* 甲基苯丙氨酸残基组成的环肽，在结构解析时请注意与单分子的 *D-α-* 羟异戊酰残基 *-L-N-* 甲基苯丙氨酸残基组成的环二肽 bassiatin 区别。

【讨论与思考】

1. 正离子电喷雾质谱与负离子电喷雾质谱的异同点是什么？

2. 化合物的单聚体和多聚体如何通过波谱学手段区分？

（陶移文　张建业　李金芳）

实验九 广佛手的高效液相色谱指纹图谱检测

广佛手是芸香科柑橘属植物佛手 *Citrus medica* L. var. *sarcodactylis* Swingle 的干燥果实。其性味辛、苦、酸，温，具有疏肝理气、和胃止痛的功效。主要用于治疗肝胃气滞、胸胁胀痛、胃脘痞满、食少呕吐等症。广佛手主产于广东省德庆、高要等地，栽培历史悠久，为"十大广药"之一。

中药指纹图谱是一种能够体现中药整体特性、能比较全面地控制中药质量的方法。本实验采用 HPLC 对广佛手药材进行指纹图谱分析。

【实验目的】

1. 掌握利用 HPLC 进行指纹图谱检测的方法。

2. 熟悉高效液相色谱仪的工作原理和操作方法。

【实验原理】 广佛手化学成分复杂，虽然由于药材生境不同，化学成分有所差异，但其化学组成仍具有一定的特征性。前期已通过对广东省各主要佛手产地所产药材进行研究，建立了具有特征性、专属性的广佛手 HPLC 指纹图谱，该指纹图谱包含 13 个共有峰，可与其他产地如四川省和云南省佛手进行区分。本实验在此基础上，采用 HPLC 对广佛手药材样品进行分析。样品经过适当处理后，按规定条件梯度洗脱，得到能够显现其化学组成的色谱图，再与已建立的对照指纹图谱进行相似度评价，从整体上评价其内在质量。

【仪器与材料】

1. 仪器 高效液相色谱仪、国家药典委员会"中药色谱指纹图谱相似度评价系统"（2004 版）、分析天平、超声波清洗机、打粉机、容量瓶、移液管、烧杯、微孔滤膜等。

2. 材料与试剂 广佛手药材、甲醇（色谱纯）、0.3% 乙酸（色谱纯）、蒸馏水、橙皮苷对照品、5,7- 二甲氧基香豆素对照品等。

【实验内容与步骤】

（一）溶液的制备

1. 参照物溶液的制备 取 5,7- 二甲氧基香豆素对照品及橙皮苷对照品适量，精密称定，加甲醇制成每 1 mL 含 5,7- 二甲氧基香豆素 0.7 mg、橙皮苷 0.2 mg 的溶液，0.45 μm 微孔滤膜滤过，取续滤液，即得。

2. 供试品溶液的制备 取广佛手药材粉末（过 80 目筛）0.5 g，置 50 mL 具塞锥形瓶中，加入甲醇 20 mL，超声提取 60 min，放冷，摇匀，0.45 μm 微孔滤膜滤过，取续滤液，即得。

（二）色谱条件

色谱柱：C_{18} 色谱柱（250 mm×4.6 mm，5 μm）；流动相：0.3% 乙酸水（A）- 甲醇（B），按表 9-1 中的规定进行梯度洗脱；流速：1 mL/min；柱温：25℃；检测波长：283 nm。

表 9-1 梯度洗脱条件

时间（min）	流动相 A（%）	流动相 B（%）
0 ~ 15	80→50	20→50
15 ~ 33	50→32	50→68

续表

时间（min）	流动相 A（%）	流动相 B（%）
33～50	32→0	68→100
50～60	0	100

（三）测定法

分别精密吸取参照物溶液和供试品溶液各 20 μL，注入高效液相色谱仪，测定，记录色谱图，即得。

供试品指纹图谱中应分别呈现与参照物色谱峰保留时间相同的色谱峰。按中药色谱指纹图谱相似度评价系统计算，供试品指纹图谱与对照指纹图谱的相似度不得低于 0.93。广佛手对照指纹图谱见图 9-1。

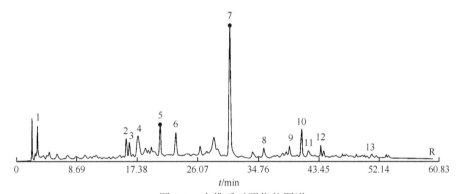

图 9-1　广佛手对照指纹图谱

13 个共有峰中，峰 5 为橙皮苷，峰 7 为 5,7- 二甲氧基香豆素

【注意事项】

1. 样品在提取前需先粉碎过筛，以保证提取效果。

2. 流动相在使用前必须经过脱气处理。

3. 本实验采用梯度洗脱，每次进样前均需用初始流动相比例进行平衡，待基线平稳后再进样。

4. 相似度计算软件中以广佛手的对照指纹图谱为参照图谱，导入供试品的指纹图谱，用橙皮苷和 5,7- 二甲氧基香豆素两个色谱峰进行校正，自动匹配后计算供试品指纹图谱与参照物图谱的相似度。

【讨论与思考】

1. 本实验所得的指纹图谱如何体现广佛手的化学特征？

2. 除 HPLC，还有哪些技术手段可以用于构建中药指纹图谱？

（王　声　李泮霖　郑国栋　张素中）

实验十 传出神经系统药物对血压和血流动力学的影响

传出神经系统中的自主神经系统有以乙酰胆碱为递质的副交感神经系统和以去甲肾上腺素为递质的交感神经系统，它们相互作用，相互对抗，共同维持机体的生理功能平衡。药物影响副交感神经系统和交感神经系统的作用部位主要是递质和受体。传出神经系统药物通过作用于心脏和血管平滑肌上相应的受体产生心血管效应，使血压、心率和心肌收缩性发生相应变化。

本实验以家兔为实验对象，观察肾上腺素受体激动剂与拮抗剂对动物血压和血流动力学的影响。

【实验目的】

1. 观察传出神经系统药物对动物血压及血流动力学的影响。

2. 掌握麻醉动物血压的记录方法及动物的心导管技术。

【实验原理】 传出神经系统药物通过作用于心脏和血管平滑肌上相应的受体而产生心血管效应，使血压、心率和心肌收缩性发生相应变化。本实验通过观察动物血压和血流动力学的变化，分析肾上腺素受体激动剂与拮抗剂之间的相互作用。

【仪器与材料】

1. 仪器 多道生理记录仪、压力换能器、兔手术台、手术器械、气管插管、动脉插管、动脉夹、静脉插管、心导管、注射器、丝线、纱布等。

2. 材料与试剂 家兔（1只，体重 2.5 ～ 3 kg，雌性）、3% 戊巴比妥钠、0.5% 肝素、0.002% 肾上腺素、0.003% 去甲肾上腺素、0.001% 异丙肾上腺素、0.5% 酚妥拉明、0.1% 普萘洛尔、生理盐水等。

【实验内容与步骤】

（一）手术准备

家兔称重，耳缘静脉注射 3% 戊巴比妥钠（30 mg/kg）麻醉（注射不宜过快，否则易致呼吸肌麻痹）。

（二）手术及设备设置

1. 将家兔背位固定于兔手术台上，剪去两侧腹股沟处的毛。在股动脉搏动明显处，沿股动静脉走向纵行剪开皮肤 3 ～ 4 cm，分离右侧股动脉，穿线备用（观测血压用）；分离左侧股静脉，穿线备用（静脉给药用）。

2. 剪去颈部的毛，正中切开颈部皮肤，分离右侧颈总动脉，穿线备用（尽量分离出较长的一段，逆行插管后观测左心室内压用）。

3. 打开多道生理记录仪，压力换能器内预充注肝素（注意排尽气泡并熟悉三通管的方向）。

4. 肝素化：股静脉插管，0.5% 肝素静脉注射抗凝（1 mL/kg）。

5. 股动脉插管，观测并记录血压（BP）。

6. 颈总动脉逆行插管，观测并记录左心室内压（LVP）和左心室内压变化速率（dLVP/dt）。当导管插入一定长度后（可在插管之前于体外估测导管大概的进入长度），小心操作。导管进入心室内时，有一种突破感和落空感，同时血压波形变成室内压波形（舒张压更低，收缩压更高，脉压增高，波形幅值明显高于动脉血压波形的幅值，见图10-1）。

注意：逆行插管插得过浅时易被血流冲出心脏，则波形又恢复为动脉血压波形；插得过深时插管堵在心室壁上则记录不到波形，甚至刺破心脏。因此在操作时应结合体外估测长度、手感及血压波形的变化进行判断。

7. 观测并记录一段正常图形。

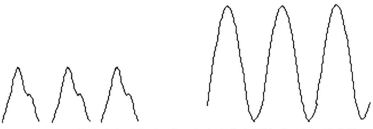

图10-1　颈总动脉血压波形（左）与左心室内压波形（右）示意图

（三）给药干预并观察

给药顺序及观察指标：

1. 肾上腺素 → 去甲肾上腺素 → 异丙肾上腺素 → 酚妥拉明，5 min 后 → 再次给予去甲肾上腺素 → 肾上腺素 → 异丙肾上腺素。

2. 肾上腺素 → 去甲肾上腺素 → 异丙肾上腺素 → 普萘洛尔（0.5 mL/kg），5 min 后 → 异丙肾上腺素 → 肾上腺素 → 去甲肾上腺素。

说明：除普萘洛尔外，其他药物注射剂量均为 0.2 mL/kg；每次给药后可注入生理盐水，将管道内残留的药液注入静脉；每次给药后，待血压稳定后再给予另一种药物。血压数据记录在表10-1中。

表10-1　各组给药前后动脉血压变化

编号	药物	剂量	血压（mmHg）	
			给药前	给药后
1	肾上腺素			
2	去甲肾上腺素			
3	异丙肾上腺素			
4	酚妥拉明			
5	去甲肾上腺素			
6	肾上腺素			
7	异丙肾上腺素			
1	肾上腺素			
2	去甲肾上腺素			
3	异丙肾上腺素			
4	普萘洛尔			
5	异丙肾上腺素			
6	肾上腺素			
7	去甲肾上腺素			

【注意事项】

1. 本实验以家兔为实验对象，因家兔的耐受性较差，可能有些结果不很典型。手术过程中尽量减少出血，以免引起血压降低。

2. 注意抗凝：为避免形成血栓，所建静脉通道在不给药时应连续、缓慢地注射生理盐水。

3. 给药把握好三点：剂量，速度，间隔。升压药：注射速度要快；降压药：注射速度要慢。实验中的剂量是按一般情况进行计算的，必要时可根据具体情况适当增减。

4. 最后放血或静脉注射空气 10 ～ 30 mL 处死动物。

【讨论与思考】

1. 各药对血压、左心室内压和左心室内压变化速率的作用，酚妥拉明和普萘洛尔对其他药物作用的影响。

2. 影响心功能的因素有哪些？各种影响心功能药物的作用机制分别是什么？

（李　欣　王　声　李悦山）

实验十一 对乙酰氨基酚在家兔体内的药动学研究

对乙酰氨基酚是临床上使用极其广泛的苯胺类解热镇痛药，是非那西丁在体内的活性代谢物，通过抑制下丘脑体温调节中枢前列腺素合成酶，减少前列腺素 E_1（PGE_1）合成和释放，导致外周血管扩张、出汗而发挥解热作用；通过抑制 PGE_1、缓激肽和组胺等的合成与释放，提高痛阈而起到镇痛作用。药动学是应用动力学的原理与数学处理方法，定量描述药物通过各种途径进入机体的吸收、分布、代谢、排泄（ADME）过程的动态变化规律的科学。

本实验采用紫外分光光度法测定家兔血浆中对乙酰氨基酚浓度，研究家兔静脉注射和肌内注射对乙酰氨基酚的药动学特征。实验内容包括生物样品分析方法学评价，血样的采集，血药浓度的测定及实验数据处理等步骤。血药浓度法是药学专业主要的实验内容之一，对学生理解并掌握通过血药浓度的测定来获取药物的药动学参数具有重要指导意义。

【实验目的】

1. 掌握生物样品分析方法的评价与要求。

2. 掌握对乙酰氨基酚的血药浓度测定方法及有关参数的计算。

【实验原理】 对乙酰氨基酚与亚硝酸发生亲电取代反应，生成 2- 亚硝基 -4- 乙酰氨基苯酚，用氨基磺酸除去过量的亚硝酸，在碱性条件下，2- 亚硝基 -4- 乙酰氨基苯酚于 430 nm 波长处有最大吸收。

【仪器与材料】

1. 仪器 分光光度计（1 cm 比色杯）、离心机、涡旋混合仪、鹅头手术灯、分析天平（万分之一）、计算器、兔固定箱、容量瓶（100 mL，10 mL）、1.5 mL 肝素离心管、离心管（1.5 mL，5 mL）、25 mL 具塞刻度试管、5 mL 注射器、离心管架、记号笔、移液器（0.2 mL，1 mL）、移液器吸头（0.2 mL，1 mL）、手术剪刀、眼科剪、手术刀片、止血夹、坐标纸、干棉花、药匙、烧杯、废液杯、点滴板等。

2. 材料与试剂 家兔（1 只，体重 2.5 ~ 3 kg，雌雄不拘）、对乙酰氨基酚、95% 乙醇、75% 乙醇、10% 三氯乙酸、6 mol/L 盐酸、20% $NaNO_2$ 溶液、15% 氨基磺酸溶液、20% NaOH 溶液、100 U/mL 肝素、蒸馏水等。

【实验内容与步骤】

（一）标准曲线

精密称取对乙酰氨基酚 100 mg，以 95% 乙醇 3 mL 溶解并加适量水，转移于 100 mL 容量瓶中，加水至刻度，充分摇匀，得对乙酰氨基酚储备液（1 mg/mL，精密吸取储备液 2.5 mL 准确稀释至 10 mL，得 250 μg/mL 的标准液）。

分别精密吸取 250 μg/mL 的标准液 0.04 mL、0.08 mL、0.12 mL、0.16 mL、0.20 mL、0.24 mL 于 1.5 mL 离心管中，分别加水使成 0.27 mL，各加家兔血浆 0.2 mL，摇匀，再加入 0.3 mL 10% 三氯乙酸，充分混合再离心 10 min（3000 r/min）。吸取上清液 0.4 mL 于 1.5 mL 离心管中，加入 0.1 mL 6 mol/L 盐酸，0.1 mL 20% $NaNO_2$ 溶液，摇匀，放置 5 min，使反应完全。慢慢加入 0.2 mL 15% 氨基磺酸溶液，振摇至无气泡产生，流水冷却，加入 0.25 mL 20% NaOH 溶液摇匀，用 1 cm

比色杯于 430 nm 波长处测定吸光度。用蒸馏水 0.27 mL 代替标准液同法处理，作空白对照。将药物浓度（C）与吸光度（A）进行线性回归，求标准曲线。实验结果列于表 11-1。

表 11-1　不同药物浓度的吸光度

	含不同体积（mL）的标准液					
	0.04	0.08	0.12	0.16	0.20	0.24
浓度（μg/mL）						
吸光度（3 次）						
平均吸光度						

（二）回收率试验

分别精密吸取 250 μg/mL 的标准液 0.04 mL、0.12 mL、0.24 mL 于 1.5 mL 离心管中各 5 份，分别加水使成 0.27 mL，各加家兔血浆 0.2 mL，摇匀，以下操作同标准曲线项下"加入 0.3 mL 10% 三氯乙酸，充分混合"起，依法操作，测定吸光度，代入回归方程求其浓度，并与加入时浓度相比求出回收率。实验结果列于表 11-2。

表 11-2　回收率试验

初始浓度	吸光度	测得浓度（μg/mL）	回收率（%）	平均回收率（%）	RSD（%）
低					
中					
高					

（三）精密度试验

精密吸取 250 μg/mL 的标准液 0.04 mL、0.12 mL、0.24 mL 于 1.5 mL 离心管中各 5 份，分别加水使成 0.27 mL，各加家兔血浆 0.2 mL，摇匀，以下操作同标准曲线项下"加入 0.3 mL 10% 三氯乙酸，充分混合"起，依法操作，测定吸光度 A，求其日内精密度。同上述方法，连续三日测量日间精密度。实验结果列于表 11-3。

表 11-3　精密度试验

初始浓度	吸光度	平均吸光度	RSD（%）
低			
中			
高			

（四）样品稳定性考察

将上述标准曲线项下的"0.12 mL"样品处理好后于 0.5 h、1 h、2 h、3 h、4 h 测定吸光度，考察处理后样品室温放置时的稳定性。实验结果列于表 11-4。

表 11-4　稳定性试验

	时间（h）					
	0	0.5	1	2	3	4
吸光度						
均值						
RSD（%）						

（五）样品测定

取家兔 1 只，给药前先从耳缘静脉取血 0.5 mL 留作对照。然后按 100 mg/kg 的剂量，分别进行耳缘静脉给药或肌内注射给药（给药前禁食 12 h）。给药后按第 3 min、5 min、10 min、15 min、25 min、30 min、40 min、60 min、100 min、140 min、180 min，定时从兔耳缘静脉取血 0.5 mL（图 11-1），用干燥并带有适量肝素钠的点滴板集血，搅匀，转移至 1.5 mL 离心管中，离心 10 min（3000 r/min）。实验结果列于表 11-5。

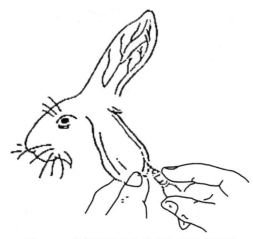

图 11-1 家兔耳缘静脉给药与采样示意图

表 11-5 不同给药组的家兔体重与给药剂量

给药方式	家兔体重（kg）	给药剂量（mg）
静脉注射		
肌内注射		

吸取 0.2 mL 血浆上清液，置 1.5 mL 离心管中，加水 0.27 mL，混匀，以下操作同标准曲线项下"加入 0.3 mL 10% 三氯乙酸，充分混合"起，依法测定吸光度，代入标准曲线，计算出该时刻的血药浓度，以空白血浆按同法处理作对照。

（六）药动学分析

1. 以血药浓度（μg/mL）为纵坐标，时间为横坐标，作吸收曲线图（血药浓度 - 时间曲线）。

2. 以血药浓度（μg/mL）的对数对时间作血药浓度 - 时间的半对数图，从图中求出消除速率常数 k，再用残数法求出吸收速率常数 k_a。

3. 其他药动学参数（$t_{1/2吸收}$、$t_{1/2消除}$、t_{max}、C_{max}）

吸收半衰期：$t_{1/2吸收}=0.693/k_a$

消除半衰期：$t_{1/2消除}=0.693/k$

血药浓度 - 时间曲线下面积（$AUC_{0-\infty}$）：$AUC_{0-\infty}=A(1/k-1/k_a)$

达峰时间：$t_{max}=(\ln k_a-\ln k)/(k_a-k)=2.303\times(\lg k_a-\lg k)/(k_a-k)$

峰浓度：$C_{max}=A(e^{-kt_{max}}-e^{-k_a t_{max}})$，$A$ 为截距（可以从 $\lg C$-t 图中求得）

实验及计算结果列于表 11-6。

表 11-6 各时间点家兔血浆中对乙酰氨基酚的浓度

t（min）	静脉注射		肌内注射	
	吸光度	C（μg/mL）	吸光度	C（μg/mL）

【注意事项】

1. 用于取血的点滴板及离心管都必须先肝素化。

2. 注射与取血的关键操作。

3. 给药与取血采用不同侧的兔耳。

4. 注射药液一次完成，注意漏液和阻塞。

5. 取血动作轻柔，可使用灯光或乙醇刺激使血管扩张。

6. 防止采血点之间的污染。

7. 以开始采血时间作为血样本时间，若未能按时采血，则记录实际采血时间参加计算。

8. 本实验为定量实验，取量要准确，每次加液后要充分混匀（涡旋和微离心），保证显色反应的完全进行。

【讨论与思考】

1. 做好本次实验的关键是什么？在操作中应注意哪些问题？

2. 若结果不理想，可能原因是什么，如何改进？

3. 本实验的取血时间点设计是否合理，可如何进行调整？

4. 血药浓度法求算药动学参数的原理是什么？

5. 血药浓度测定药动学参数的要求是什么？

（李　欣　王　声　李悦山）

实验十二　人参、藜芦配伍对大鼠肝微粒体酶活性及 P450 mRNA 表达的影响

肝微粒体药物代谢酶系存在于肝细胞内质网的亲脂性膜上，又名单加氧酶，可催化的氧化反应类型极其广泛，是药物体内的主要代谢途径，大多数药物经该酶系统进行生物转化。单加氧酶是一种多酶复合体，主要由两种细胞色素（细胞色素 P450 和细胞色素 b_5）和两种黄素蛋白（NADPH- 细胞色素 P450 还原酶和 NADH- 细胞色素 b_5 还原酶）共同组成电子传递体系。细胞色素 P450（cytochrome P450 或 CYP450，简称 CYP450）为整个酶系中的末端氧化酶，它不仅负责活化氧分子，同时负责与底物结合，并决定酶系底物的专一性，参与多种内源性物质和包括药物、环境化合物在内的外源性物质的 I 相氧化代谢，在整个酶系功能中起关键的作用。一些包括药物在内的外源性物质能促进酶的生成、抑制酶的降解，或与其他药物竞争与酶的结合，导致药物代谢发生变化，从而发生药理和毒理活性的改变，这是两种或两种以上药物合用时发生药物相互作用的重要途径之一。

中药十八反是中药药性理论的重要组成部分，是中药七情"相反"这一配伍的具体体现。人参与藜芦属于中药十八反中相反药对，是中药配伍禁忌，意为两种中药配伍应用会产生毒性或使药效降低。近年来已证实多种中药对 CYP450 酶系具有调控作用。因此，研究人参与藜芦配伍应用对肝微粒体酶活性及 P450 mRNA 表达的调控作用，为进一步探讨十八反作用的机制及可能产生的药物相互作用提供实验依据。

【实验目的】

1. 掌握大鼠肝微粒体酶提取及其酶活性测定的实验方法。

2. 掌握 RT-PCR 测定 mRNA 表达的技术。

3. 熟悉药物相互作用研究设计思路。

【实验原理】　肝微粒体细胞色素 P450 酶系活性测定中，本实验首先采用考马斯亮蓝（Coomassie brilliant blue）法测定肝微粒体蛋白质浓度。考马斯亮蓝 G250 染料，在酸性溶液中与蛋白质结合，使染料的最大吸收峰由 465 nm 红移至 595 nm，溶液的颜色也由棕黑色变为蓝色。通过测定 595 nm 处光吸收的增加量可知与其结合蛋白质的量。细胞色素 P450 含量采用经连二亚硫酸钠还原的肝微粒体悬浮液的 CO 差示光谱法测定，还原型细胞色素 P450 可与 CO 结合，在波长 450 nm 处出现最大吸收峰，因此可采用紫外分光光度计于波长 450 nm 处进行测定。结合蛋白含量及 P450 含量数据通过公式计算每毫克肝微粒体蛋白质中 P450 的含量。

药物的氮脱甲基反应是药物经细胞色素 P450 代谢的一个共同的代谢途径。测定肝微粒体氨基比林 -N- 脱甲基酶活性能侧面反映出 P450 酶活性。其原理是被代谢药物的 α- 碳原子的羟化随甲醇胺中间产物的分解，释放出甲醛。通过测定生成的甲醛的量，可计算 N- 脱甲基酶活性。据韩奇（Hantzsch）反应原理，溶液中甲醛的量可采用纳氏（Nash）比色法进行测定。

本实验采用逆转录聚合酶链反应（reverse transcription-polymerase chain reaction，RT-PCR）方法测定一些 CYP450 亚型的 mRNA 的表达。其原理是：提取总 RNA，以其中的 mRNA 作为模板，采用寡脱氧胸腺苷酸（oligo dT）或随机引物，使用逆转录酶逆转录成互补脱氧核糖核酸（cDNA）。

再以 cDNA 为模板进行 PCR 扩增，从而获得目的基因并检测基因表达。RT-PCR 使 RNA 检测的灵敏性提高了几个数量级，使一些极为微量的 RNA 样品分析成为可能。该技术主要可用于分析基因的转录产物、获取目的基因、合成 cDNA 探针、构建 RNA 高效转录系统。

【仪器与材料】

1. 仪器　旋转蒸发器，恒温水浴锅，离心机，紫外 - 可见分光光度计，酶标仪，PCR 仪、RNA 提取试剂盒（Total RNA Isolation System）、逆转录聚合酶链反应试剂盒、匀浆管、离心管等。

2. 材料与试剂　无特定病原体（SPF）级 SD 大鼠（32 只，体重 180～230 g，雌雄各半）、人参、黑藜芦、牛血清白蛋白、三羟甲基氨基甲烷（Tris）-HCl 缓冲液、考马斯亮蓝、EDTA、甘油、蔗糖、氨基比林、磷酸盐缓冲液（PBS）、连二亚硫酸钠、还原型烟酰胺腺嘌呤二核苷酸磷酸（NADPH）、硫酸锌、氢氧化钡、乙酸铵、乙酰丙酮、甲醛、氯化镁、生理盐水、DL 2000 DNA Marker、CYP1A1、CYP2B1/2、CYP2C11、CYP2E11、CYP3A1 及内参亲环蛋白 Nash 试剂（cyclophilin CYC）的引物等。

【实验内容与步骤】

（一）药物提取液制备

人参称重后加 10 倍量水，浸泡 90 min，煎煮 3 次，每次 1 h，合并提取液，旋转蒸发浓缩药物浓度至 100 g/L；藜芦水煎液制备同上，浓缩药物浓度至 10 g/L；将人参和藜芦按 10∶1 质量比例称重混合，其水煎液制备方法同上，浓缩至药物浓度为 110 g/L。

（二）动物分组及给药

SD 大鼠 32 只，体重 180～230 g，雌雄各半。随机分为空白组、藜芦组（0.075 g/kg）、人参组（0.75 g/kg）、人参 - 藜芦组（0.83 g/kg），每组 8 只，其中空白组用生理盐水，各药物组给予规定剂量，连续灌胃给药 7 天后处死动物，取肝脏制备肝微粒体和 RNA。

（三）肝微粒体的制备及蛋白质浓度测定

大鼠脱臼处死，打开腹腔和胸腔暴露肝脏，肝门静脉处进行插管并固定。结扎上腔静脉，剪破下腔静脉用磷酸盐缓冲液灌流，直至肝脏呈土黄色，取出灌流好的肝脏，按 1∶4（m/V）比例放入装有磷酸盐缓冲液（含 1 mmol/L EDTA，0.25 mol/L 蔗糖）的匀浆管内，剪碎匀浆。将匀浆液移入 50 mL 离心管中，4℃、9000 g 离心 20 min。保留上清液并转移入离心管中，4℃、100 000 g 离心 60 min。保留沉淀并重新混悬于磷酸盐缓冲液（含 0.9% NaCl），4℃、100 000 g 离心 60 min。得到的沉淀即为肝微粒体。将肝微粒体重悬于 0.1 mol/L 磷酸盐缓冲液（pH 7.4，20% 甘油，1 mmol/L EDTA，0.25 mol/L 蔗糖），于 –70℃保存，其中留取一小管用于蛋白质浓度测定。

肝微粒体蛋白浓度以牛血清白蛋白作为标准，采用考马斯亮蓝法定量。取 8 个 1.5 mL 离心管，分别编号 0～7，按表 12-1 配制浓度梯度标准蛋白质溶液。

表 12-1　浓度梯度标准蛋白质溶液配制

编号	0	1	2	3	4	5	6	7
标准蛋白质溶液（μL）	0	25	50	100	200	300	400	500
Tris-HCl 缓冲液（μL）	1000	975	950	900	800	700	600	500
标准蛋白质终浓度（mg/mL）	0	0.025	0.05	0.1	0.2	0.3	0.4	0.5
考马斯亮蓝试剂（μL）	200	200	200	200	200	200	200	200

取上述各浓度标准蛋白质稀释液 20 μL 与考马斯亮蓝染色剂 200 μL 至 96 孔酶标板内，各设三个重复孔，混匀，室温下静置 5 ~ 10 min，以 0 号试管为空白对照，于 595 nm 处比色测定各孔 OD 值。以 OD_{595nm} 为纵坐标，标准蛋白质含量为横坐标，绘制标准曲线。

分别取肝微粒体悬液 100 倍和 200 倍稀释液 20 μL，测定 OD_{595nm}，平行测定 3 次，根据所测值计算肝微粒体中蛋白质浓度（mg/mL）。

（四）药物代谢酶酶活性测定

1. 细胞色素 P450 含量测定　用 0.1 mol/L 磷酸盐缓冲液（pH 7.4，20% 甘油，1 mmol/L EDTA，0.25 mol/L 蔗糖）将微粒体细胞色素 P450 酶液稀释到蛋白质浓度为 1 mg/mL，加入 4 mg 连二亚硫酸钠，反应 4 min，将其平分到比色皿中，在紫外可见分光光度计上扫描基线，然后向样品杯中通入 CO 30 s，稳定 5 min，在波长 400 ~ 500 nm 范围内扫描得到 CYP450-CO 复合物吸收光谱。按式（12-1）计算 CYP450 的含量。

$$C_{P450}(\text{nmol/mg 蛋白质}) = \frac{(A_{450nm}-A_{490nm})\times 1000}{91\times C(\text{mg/mL})} \tag{12-1}$$

其中，91 为 CYP450-CO 复合物的摩尔吸光系数，C 为肝微粒体样品的蛋白质浓度（mg/mL）。

2. 氨基比林 -N- 脱甲基酶（APND）活性

（1）配制 0.1 mol/L 磷酸盐缓冲液（pH 7.4，20% 甘油，1 mmol/L EDTA，0.25 mol/L 蔗糖）；NADPH 20 mg/mL；氨基比林 24 mg/mL；15% 硫酸锌；饱和氢氧化钡溶于热蒸馏水中，过滤有结晶析出；Nash 试剂：乙酸铵 30 g 溶于 100 mL 蒸馏水，内加乙酰丙酮（应无色，如呈黄色则不能使用）0.4 mL；肝微粒体悬浮液 10 mg/mL。

（2）供试品制备：取上述 0.1 mol/L 磷酸盐缓冲液 2 mL，加肝微粒体悬浮液 0.1 mL（1 mg），氨基比林 0.1 mL（2.4 mg），37℃水浴孵育 2 min，测定管加 NADPH 0.1 mL（2 mg），空白管加蒸馏水 0.1 mL，37℃水浴孵育 30 min。各管均加入 15% 硫酸锌 0.35 mL，混匀，冰浴 5 min，加饱和氢氧化钡 0.35 mL，混匀，放置 5 min 离心。取上清液 2 mL，加 Nash 试剂 2 mL，60℃水浴 10 min，自来水冷却。420 nm 处测吸光度，以空白管做零点。如试管内溶液浑浊可稍加离心后再读数，所有孵育中测定管应作双份或三份取平均值。

（3）标准曲线制备：制备 0.1 mmol/L 甲醛工作液（3 μg/mL）。分别取 0 mL、0.2 mL、0.4 mL、0.6 mL、0.8 mL 及 1.0 mL 甲醛工作液，补充蒸馏水到 2.0 mL，加 Nash 试剂 2 mL，以 OD 值为纵坐标，甲醛浓度为横坐标绘制标准曲线，求出样品中甲醛浓度（$C_{样品实测值}$）。按式（12-2）计算酶活性。

$$\text{甲醛}[\mu mol/(min\cdot mg \text{蛋白质})] = \frac{C_{样品实测值}\times 4}{10} \tag{12-2}$$

其中，$C_{样品实测值}$ 用标准曲线求得，4 为样品稀释倍数，10 为反应时间（min）。

（五）CYP450 亚型的 mRNA 表达水平测定

采用 RT-PCR 方法测定大鼠给药后肝脏中几种重要的 CYP450 亚型的 mRNA 表达。大鼠处死后迅速取出肝脏，置于液氮中保存。按 RNA 提取试剂盒说明书提取肝脏总 RNA。取总 RNA 2 μg，分别加入氯化镁 8 μL，10×PCR 缓冲液 4 μL，脱氧核苷三磷酸（dNTP）混合物 4 μL，核糖核酸酶抑制剂（RNase inhibitor）1 μL，禽成髓细胞性白血病病毒（AMV）逆转录酶（AMV reverse transcriptase）2 μL，寡脱氧胸腺苷酸（oligo dT）2 μL，加去核糖核酸酶纯水（RNase-free H₂O）至终体积为 40 μL 并混匀。逆转录的条件为 42℃ 30 min，99℃ 5 min，5℃ 5 min 后进行扩增反应（或在 −20℃保存待用）。取上述逆转录产物 5 μL，加入氯化镁 1.5 μL，10×PCR 缓冲液 3 μL，*Taq* 聚合酶 0.125 μL，特异性引物正义链和反义链各 3 μL，RNase-free H₂O 9.375 μL，使反应终体积为 25 μL。

用以下条件进行 PCR 反应：起始变性 94℃，30 min；循环时 94℃ 30 s，56℃ 1 min，72℃ 1 min，进行 23 轮循环最后延伸 72℃ 8 min，将 *CYP1A1*、*CYP2B1/2*、*CYP2C11*、*CYP2E1*、*CYP3A1* 及 *CYC*（管家基因，作为内参照）等体积的 PCR 扩增产物 10 μL 上样，经 1.5% 琼脂糖凝胶电泳辨认，拍照，检测时以 *CYC* 基因的 RT-PCR 产物为内参照，计算 *CYP1A1*、*CYP2B1/2*、*CYP2C11*、*CYP2E1* 及 *CYP3A1* 基因与 *CYC* 基因扩增条带表达量像素灰度的比值作为 CYP450 亚酶 mRNA 表达的相对水平。特异性引物序列见表 12-2。

表 12-2　用于半定量逆转录聚合酶链反应分析的大鼠 CYP450 亚型引物序列

CYP450 亚型	5′ 正义链引物	3′ 反义链引物	片段长度（bp）
CYP1A1	CTGGTTCTGGATACCCAGCTG	CCTAGGGTTGGTTACCAGG	331
CYP2B1/2	GAGTTCTTCTCTGGGTTCCTG	ACTGTGGGTCATGGAGAGCTG	549
CYP2C11	CTGCTGCTGCTGAAACACGTG	GGATGACAGCGTACTATCAC	248
CYP2E1	CTCCTCGTCATATCCATCTG	GCAGCCAATCAGAAATGTGG	473
CYP3A1	ATCCGATATGGAGATCAC	GAAGAAGTCCTTGTCTGC	579
CYC	CTTCGACATCACGGCTGATGG	CAGGACCTGTATGCTTCAGG	265

【注意事项】

1. 实验数据用 $x \pm s$ 表示，采用 SAS 软件两因素析因设计的方差分析进行组间比较。

2. 肝微粒体制备需在冰浴中进行。

【讨论与思考】

1. 除本实验的方法外，还有什么方法可测 CYP450 酶活性？

2. 大鼠肝微粒体实验能否代替人肝微粒体的实验？两者间的关系如何？

3. 药物相互作用的研究还可以从哪些角度进行探索？

（李　欣　王　声　张　羽）

实验十三　四环素的定向发酵和效价测定

　　四环素类抗生素是由放线菌属的链丝（霉）菌产生或经半合成制取的一类碱性广谱抗生素。四环素类抗生素均具有共同的并四苯结构，包括天然来源的四环素、金霉素和土霉素，以及半合成类的多西环素、米诺霉素和甲烯霉素。四环素类抗生素能够抑制细菌蛋白质合成，抗菌谱极广，包括革兰氏阳性菌和革兰氏阴性菌、立克次体、衣原体、支原体和螺旋体。

　　放线菌是一类介于细菌与真菌之间的单细胞微生物。放线菌在土壤中分布最多，大多数生活在含水量较低、有机质丰富和微碱性的土壤中。多数情况下，泥土中散发出的"泥腥味"就是由放线菌中链霉菌产生的土腥素造成的。放线菌大多好氧，菌丝纤细有分支，常从一个中心向周围辐射生长，因此名为放线菌。不少菌种因能产生抗生素而在医药、农业和工业上广泛应用，现已发现和分离出的由放线菌产生的抗生素多达 4000 多种，其中，有 50 多种抗生素已经广泛地得到应用，如链霉素、红霉素、土霉素、四环素、金霉素、卡那霉素、氯霉素等用于临床治疗人的多种疾病；有些可生产蛋白酶、葡萄糖异构酶；有的用于农业生产，如灭瘟素、井冈霉素、庆丰霉素等。

【实验目的】

1. 学习和掌握无菌操作技术。

2. 通过实验加强对定向发酵的理解。

3. 学习掌握利用沉淀或溶媒法提取四环素类抗生素的操作技术。

4. 了解抗生素效价的表示方法。

5. 学习抗生素的测定方法。

【实验原理】　定向发酵是指通过改变培养基组分（加入某些物质），进而改变微生物代谢途径，使发酵按主观要求产生较多的产物。

　　金霉素、四环素的化学结构极为相似，其结构式见图 13-1。

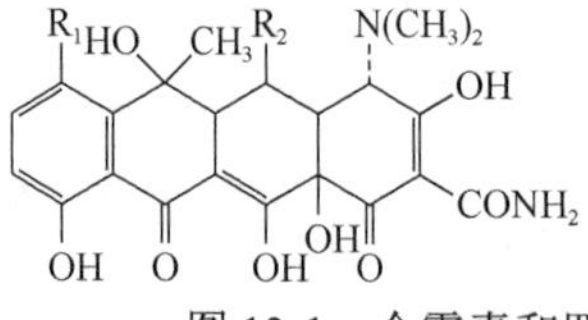

图 13-1　金霉素和四环素的化学结构

	R_1	R_2
金霉素	Cl	H
四环素	H	H

　　金色链霉菌是产生金霉素（chlortetracycline）的菌种，但因金霉素比四环素只多一个氯离子，所以只要在发酵液中加入某些物质，阻止氯离子进入四环素分子，就可以使菌种产生较多的四环素。另外，金色链霉菌在 30℃ 以下时合成金霉素的能力较强；温度升高，生成四环素的比例也升高，当温度超过 35℃ 时则只合成四环素。

　　本实验利用溴离子在生物合成过程中对氯离子有竞争性抑制作用的原理，以及加入 2- 巯基苯并噻唑（即促进剂 M，分子式 $C_7H_5NS_2$，通常作为橡胶硫化促进剂）抑制氯化酶的作用，从而增加四环素的产量。四环素是两性化合物，通常可以采用沉淀法、溶媒萃取法或离子交换法进行提取。本实验采用了前两种方法，它们的分离主要是利用了四环素既可以与酸、碱反应，又可以与某些金属离子形成盐类，以及其在不同溶剂、不同 pH 时溶解度不同的特性，进行反复萃取，最后通过精制结晶和洗涤而获得成品。

本实验利用比色法测定四环素和金霉素的效价。效价是评价抗生素效能的标准，它代表抗生素对微生物的抗菌效力，也是衡量发酵液中抗生素含量的尺度，人们以 1 μg 金霉素或四环素标准品为 1 个单位，0.6 μg 青霉素 G 钠盐为 1 个单位。

四环素和金霉素在酸性条件下加热，可产生黄色的脱水四环素和脱水金霉素，其色度与含量成正比，反应式见图 13-2。

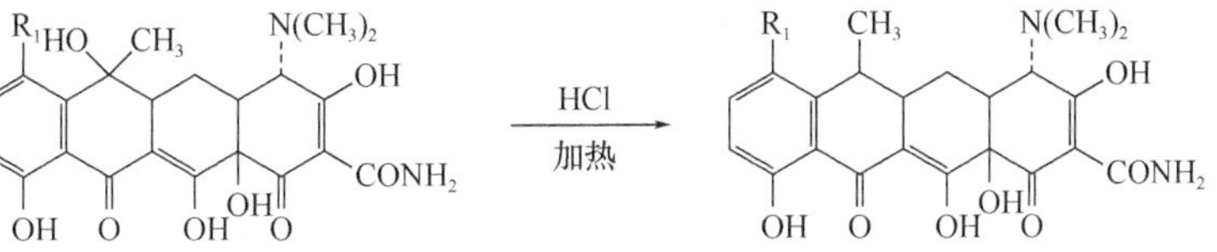

R₁=H　脱水四环素　　R₁=Cl　脱水金霉素

图 13-2　酸性条件下金霉素和四环素的产物

在碱性条件下，四环素较稳定，而金霉素则生成无色的异金霉素，反应式见图 13-3。

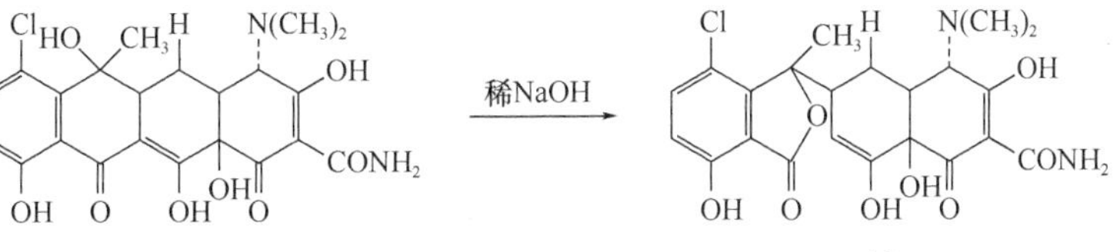

无色

图 13-3　碱性条件下金霉素的产物

根据上述原理，可以在酸性条件下，利用比色法测定四环素、金霉素混合液的总效价；而四环素效价的测定可在碱性条件下，使金霉素生成无色的异金霉素，然后再在酸性条件下，使四环素生成黄色的脱水四环素，经比色法测得四环素效价。

【仪器与材料】

1. 仪器　紫外分光光度计、真空泵、水浴锅、培养箱、灭菌锅、水浴锅、摇床、分析天平、接种铲、锥形瓶（50 mL、100 mL、500 mL）、烧杯（50 mL、100 mL、500 mL）、滴管、50 mL 容量瓶、100 mL 量筒、50 mL 离心管、玻璃漏斗、滤纸、玻璃棒、精密 pH 试纸、剪刀、布氏漏斗、结晶皿、称量瓶、药匙、移液器、烧杯、培养皿、漏斗、试管等。

2. 材料与试剂　金色链霉菌（*Streptomyces aureofaciens*）、培养基（斜面菌种用麦仁培养基、250 mL 锥形瓶中分装 25 mL 四环素种子培养基、50 mL 发酵培养基）、四环素发酵液（发酵液效价 ≥ 10 000 U/mL）、草酸、1 g/100 mL EDTA 溶液、2 mol/L HCl、黄血盐、$ZnSO_4$、11% HCl、6 mol/L HCl、$MgCl_2$、$CaCl_2$、20% 乙醇溶液、氨水、Na_2CO_3-NaOH（1∶1）混合碱、3 mol/L NaOH 溶液、pH 分别为 2.0 及 4.5 的酸水、4% HCl- 正丁醇（1∶10）、丙酮等。

【实验内容与步骤】

1. 制备斜面孢子　将保藏的菌种接种于液体培养基中（不加琼脂的斜面菌种用麦仁培养基），28℃下 200 r/min 振荡培养，将活化 1 天后的金色链霉菌菌种接入斜面菌种用麦仁培养基，28℃培养 5 ~ 7 天，待孢子长成灰色后，于 4℃冰箱中保藏。

2. 制备种子　将在斜面上生长良好的菌体用接种铲挑取 1 cm² 左右接入装有 25 mL 四环素种子培养基的 250 mL 锥形瓶中，230 r/min、28℃下振荡培养 20 ~ 24 h。

3. 发酵　以剪口移液器吸头取 10 mL 种子液接入装有 50 mL 发酵培养基的 250 mL 锥形瓶中，230 r/min、28℃下振荡培养 5 天，用于后面的效价测定。

4. 取各定向发酵液 10 mL 于 50 mL 容量瓶中，加入 1 mL 浓度为 1 g/100 mL 的 EDTA 溶液，加蒸馏水 5 mL，再加入 5 mL 浓度为 3 mol/L 的 NaOH 溶液，在 20 ~ 25℃下保温 15 min 后，加入 5 mL 浓度为 6 mol/L 的 HCl，水浴煮沸 15 min 后，冷却，稀释至刻度，在紫外分光光度计上于 380 nm 处测定其吸光度值。

5. 对照样品（不加诱导剂）的前处理方法与上述步骤一样，只是在加入 HCl 后不加热，稀释至刻度，作为测定样品的空白对照，调零。

6. 取 1 mL 四环素标准品（1000 U/mL）置于 50 mL 容量瓶中，加 1 mL 浓度为 6 mol/L 的 HCl，水浴煮沸 15 min 后，冷却，稀释至 50 mL，于 380 nm 处测吸光度值（以蒸馏水作为空白测定）。

7. 以定向发酵培养基中的对照组作为空白对照，测定其他三个处理组的吸光度值（有时可能因对照组处理不当而使其他组的读数为负值，这时可以以蒸馏水作为空白对照）。

计算公式：

$$发酵液中四环素的效价 = \frac{A_{发酵}}{A_{四环素标准}} \times 四环素标准品的效价 \times 1/10$$

【注意事项】　发酵液中，杂质的干扰将影响比色的正确性，因此加入乙二胺四乙酸二钠（EDTA-2Na）作为螯合剂，掩饰金属离子的干扰，改变四环素脱水条件（降低酸度或延长加热时间），可以减少杂质对比色反应的干扰。

【讨论与思考】

1. 如何计算金霉素的效价？

2. 为什么取种子液时要用剪口移液器吸头？

（张　羽　陶移文）

实验十四　猪心辅酶 Q_{10} 的提取

辅酶 Q_{10} 又称为泛醌，是 1957 年美国的 Frederick Crane 首次从牛心脏细胞线粒体中提取到的一种醌类物质，广泛分布于所有进行有氧呼吸的真核生物中，主要存在于酵母、植物叶子、种子及动物的心、肝和肾的细胞中。辅酶 Q_{10} 是线粒体呼吸链的重要成员之一，其在线粒体内膜上的含量远远高于呼吸链上其他组分的含量，而且脂溶性使得它在内膜上具有高度的流动性，特别适合作为一种流动的电子传递体。辅酶 Q_{10} 是一系列脂溶性醌类化合物，氧化型辅酶 Q_{10} 的衍生物。辅酶 Q_{10} 为黄色或淡橙黄色的结晶性粉末，无臭无色，熔点 47～52℃，溶于氯仿、苯、丙酮、石油醚、乙醚，在乙醇中极微溶解，不溶于水、甲醇。结构中有异戊烯基，遇光易分解，使颜色变深，呈微红色。

辅酶 Q_{10} 对线粒体 ATP 的产生至关重要，作为电子载体参与到线粒体呼吸链中；它能够阻止细胞自噬，减少细胞凋亡；能够保护细胞膜上的脂蛋白、磷脂分子的完整性；能够清除体内多种自由基而显示抗氧化的功能，它可以清除的自由基种类包括超氧阴离子、羟自由基、单线态氧等，是生物体内一种天然的抗氧化剂。辅酶与水溶性抗氧化剂（如维生素）不同，它能特异作用于脂蛋白膜，对脂质和蛋白质本身无损伤。研究发现在体外具有抗氧化作用的辅酶结构类似物在体内同样也表现出了与辅酶类似的生理活性。

【实验目的】

1. 了解辅酶 Q_{10} 的理化性质及功能。

2. 掌握从猪心中分离提取并鉴定辅酶 Q_{10} 的方法。

3. 掌握辅酶 Q_{10} 抗氧化活性的评价方法。

【实验原理】　本实验以猪心为原料分离提取辅酶 Q_{10}。辅酶 Q_{10} 因具有长的类异戊二烯侧链，所以易溶于氯仿、苯、四氯化碳，溶于丙酮、石油醚及乙醚，微溶于乙醇，不溶于水和甲醇。所以本实验采用醇碱皂化法来提取辅酶 Q_{10}。

辅酶 Q_{10} 是一种醌类脂溶性化合物，是亲脂性物质，根据"相似相溶"原则，皂化冷却后得到棕黑色液体，用石油醚萃取，是利用混合物中各成分在两相互不相溶的溶剂中分配系数的不同，将辅酶 Q_{10} 从一个溶剂相向另一个溶剂相转移的操作。在实际操作中，常采取分次加入溶剂，连续多次提取来提高萃取率，从而达到分离的目的。萃取液用水洗，再以无水硫酸钠除去水分，除去水分的目的是使辅酶 Q_{10} 与烃类溶剂更好地混溶，以利于后续处理。

薄层色谱法（TLC）是一种用来分离混合物的技术，是在覆有一层吸附剂薄片状的玻璃、塑胶或铝箔纸上进行的，材质通常为硅胶、三氧化二铝或纤维素。这层吸附剂被称为固定相。样本被点在薄片上后，溶剂或溶剂混合物（称为流动相）会因为毛细现象而向上移动。由于不同的分析物会以不同的速度向薄片上端爬升，因此可以达到分离的目的。

1,1- 二苯基 -2- 三硝基苯肼（DPPH）是一种在低温下可稳定存在的氮中心自由基，它的甲醇或乙醇溶液呈深紫色，紫外分光光度法在 517 nm 处有最大的吸收峰，根据溶剂的不同该最大吸收波长略有变化。当测试体系中有自由基清除剂存在时，它可以和单电子配对使 517 nm 处的吸光度随着反应时间逐渐降低，吸光度的变化与自由基的数量减少呈一定的数学计量关系。因此，根据吸光度的变化可间接测得 DPPH 自由基被清除的情况，从而评价试样的抗氧化能力。吸光度值下降越多，表明被测样品清除自由基的能力越强。与其他自由基（超氧阴离子 $O_2^-\cdot$，羟自由基 $OH\cdot$）的测定方法相比，该法在操作上更简便、快捷，数据重现性更高。

【仪器与材料】

1. 仪器 紫外分光光度计、分析天平、旋转蒸发器、真空泵、电热套、硅胶 G 薄层板、广范 pH 试纸、铁架台、圆底烧瓶、烧杯、量筒、分液漏斗、层析缸、球形冷凝管、毛细管、抽滤漏斗、玻璃棒等。

2. 材料与试剂 猪心、层析用硅胶、去离子水、焦性没食子酸、10% 氢氧化钠 - 乙醇溶液（m/V）、无水乙醇、石油醚、无水硫酸钠、乙醚、碘液、DPPH、辅酶 Q_{10} 对照品等。

【实验内容与步骤】

（一）醇碱皂化提取辅酶 Q_{10}

1. 提取 取猪心约 25 g，置于 125 mL 烧杯中解冻，按照重量的 7% 加入焦性没食子酸 1.75 g，搅碎，一并转入 250 mL 圆底烧瓶中，按其体积的 1.2 倍（约 30 mL）加入 10% 氢氧化钠 - 乙醇溶液（m/V），此时得残渣层棕黑色糊状物。将其在 90℃ 水浴锅中加热回流 30 min，用自来水迅速冷却至室温，得皂化液（棕黑色液体）。

2. 萃取 将冷却后的皂化液转移至 125 mL 分液漏斗中，加入 50 mL 石油醚，充分摇匀后，收集上层黄色溶液，再将下层溶液重复上述操作一次，加入 25 mL 石油醚，合并黄色上清液并用适量的蒸馏水洗涤至中性（广范 pH 试纸检测），将黄色溶液置于烧杯中。用 10 g 无水硫酸钠干燥（加入后充分摇匀，静置 10 min），取上清液。

3. 浓缩 用旋转蒸发器浓缩（40～50℃）上清液至原体积的 1/10，过滤除去胆固醇等杂质。

（二）薄层层析法鉴定辅酶 Q_{10}

用硅胶 G 薄层板和碘液制成含碘薄板，待其自然晾干后，在 110℃ 活化 30 min，然后将层析液与标准品在薄板上点样，用石油醚 - 乙醚（4∶1）作展开剂，30 min 后取出，待展开剂挥发干净后，使用紫外线灯照射显示斑点，观察所得提取物是否为辅酶 Q_{10}。

（三）DPPH 自由基清除法测定辅酶 Q_{10} 抗氧化能力

1. DPPH 溶液的配制 精密称取 DPPH 0.01 g，用无水乙醇定容至 50 mL，得 0.2 mg/mL 的 DPPH 母液。移取 10 mL 该母液用无水乙醇定容至 50 mL，得 0.04 mg/mL DPPH 溶液。整个过程避光操作，−20℃ 以下保存备用。

2. DPPH 溶液最大吸收波长的确定 在 200～770 nm 波长区间扫描，用稀释好的 DPPH 溶液测得最大吸收波长为 517 nm。

3. 溶液稳定性及反应时间的确定 用比色管量取 5 mL 辅酶 Q_{10} 提取液与 5 mL DPPH 溶液混匀，以 5 mL 辅酶 Q_{10} 提取液与 5 mL 无水乙醇作参比，每隔 2 min 测定一个吸光度，直至吸光度值保持不变，计算反应时间（约 45 min）。

4. 样品测定 取 5 mL DPPH 溶液与 5 mL 无水乙醇于 10 mL 比色管中混合均匀后测量 517 nm 处的吸光度 A 值作为空白对照。取 3 份平行的辅酶 Q_{10} 提取液，每一份量取 5 mL 辅酶 Q_{10} 提取液与 5 mL DPPH 溶液，以 5 mL 辅酶 Q_{10} 提取液与 5 mL 无水乙醇作参比，于 10 mL 比色管中混匀后按之前计算的反应时间避光静置，平行测定 517 nm 处的吸光度 A 值三次，取平均值。

5. DPPH 自由基清除率计算式如下：

清除率 $K(\%)=[A-(B-C)]/A\times100\%$

A=5 mL DPPH+5 mL 无水乙醇

B=5 mL 辅酶 Q_{10} 提取液 +5 mL DPPH

C=5 mL 辅酶 Q_{10} 提取液 +5 mL 无水乙醇

猪心辅酶 Q_{10} 的提取、鉴定与抗氧化能力检测流程图见图 14-1。

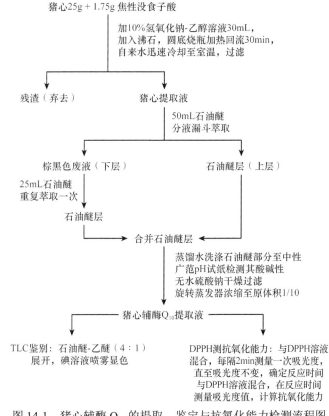

图 14-1 猪心辅酶 Q_{10} 的提取、鉴定与抗氧化能力检测流程图

【注意事项】

1. 皂化时间应控制在 30 min 内，皂化后迅速冷却，否则易产生杂质；皂化反应温度控制在 90℃，温度过低皂化反应不完全，过高则可能破坏辅酶 Q_{10}。

2. 萃取过程中石油醚易挥发，应注意放气；不溶于石油醚的物质易粘在分液漏斗壁上，需充分静置。

3. 薄层层析鉴定时需注意液面不要浸过点样点。

4. DPPH 溶液现用现配，操作过程全程避光。

【讨论与思考】

1. 猪心辅酶 Q_{10} 有哪些生理功能？

2. 提取过程中焦性没食子酸的作用是什么？

3. 还有什么其他方法可以测定辅酶 Q_{10} 的抗氧化能力？

（张 羽 陶移文 汪 园）

实验十五　阳性克隆的筛选与鉴定

DNA 重组技术是进行 DNA 克隆的关键技术。DNA 重组就是 DNA 分子间或分子内的遗传信息发生共价组合，形成重组后的 DNA，这种重组后的 DNA 由不同来源的 DNA 组合形成，因而也称为嵌合体或重组体。

本实验利用 DNA 重组技术将增强型绿色荧光蛋白（enhanced green fluorescent protein，EGFP）基因组合到质粒 pET-28a 中（图 15-1），构成重组体 pET-28a/EGFP（图 15-2）。受体细胞转入重组体后可能存在多种情况，且如此形成的混合细胞系不利于下一步的基因表达，因而需要进行阳性克隆的筛选与鉴定以找出成功转入 *EGFP* 基因的重组体。

【实验目的】
1. 掌握重组体的筛选方法。
2. 掌握鉴定重组体的方法及原理。

【实验原理】　通过将携带外源 DNA 片段的质粒挑选出来以筛选出重组体，再对筛选得到的重组体进一步鉴定，以确认筛选的正确性。通常我们采用遗传学方法筛选鉴定阳性克隆，根据重组体上插入序列的表型特征，转入受体细胞后可能引起包括抗药性、缺陷基因的功能互补表型及噬菌斑的变化等。筛选出的重组体可以通过酶切电泳图谱、聚合酶链反应（PCR）鉴定。

通过使用几种限制性内切酶，可以将 DNA 切成不同长度的片段，再通过凝胶电泳获得大小不同、位置不同的电泳条带，可以通过这种酶切电泳图谱鉴定重组质粒。例如，将长度为 400 bp 的目的序列利用序列两端的 *Sac* Ⅰ 和 *Eco*R Ⅰ 酶切后的黏性末端，插入 pUC19 的多克隆位点，形成的重组子增大为 3.2 kb。提取转入重组子的大肠杆菌中的质粒 DNA，用 *Sac* Ⅰ 和 *Eco*R Ⅰ 双酶切重组子，每个质粒 DNA 酶切后就会得到 2.7 kb 和 500 bp 的两条 DNA 片段，通过电泳就可以观察酶切图谱并进而分析得到结果。如此，便可以进一步鉴定出重组子是不是我们需要的目的克隆。

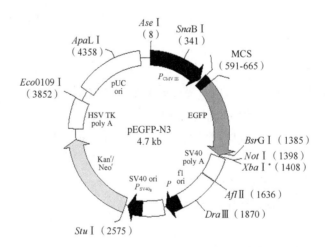

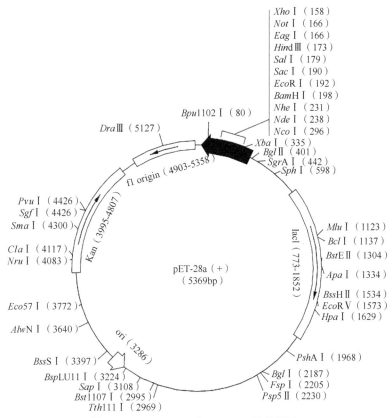

图 15-1　pEGFP-N3 和 pET-28a 质粒图谱

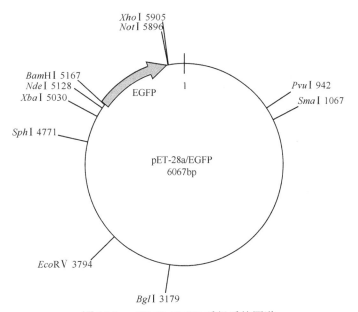

图 15-2　pET-28a/EGFP 重组质粒图谱

　　PCR 技术鉴定的基本原理与 DNA 天然复制过程相似，不同 DNA 的特异性通过与靶 DNA 互补的寡核苷酸引物识别。通过不断重复 PCR 的变性—退火—延伸三步骤，2～3 h 后能将靶基因扩增至几百万倍。

【仪器与材料】

（一）仪器

PCR 仪、恒温摇床、超净工作台、三孔水浴锅、台式高速离心机、微量移液器、琼脂糖凝胶电泳装置、制冰机等。

（二）材料与试剂

质粒提取试剂盒、废液缸、已灭菌的移液器及吸头、微型离心管（EP 管）及 EP 管架、PCR 管及管架、冰盒、漂板、已转化连接产物菌液、DNA 标准标志物、限制性内切酶 QuickCut™ *Sph* Ⅰ、QuickCut™ *Not* Ⅰ、引物（F 和 R）、50×TAE 缓冲液、透明缓冲液（Buffer）、*rTaq* 预混热启动酶、琼脂糖、GoldView 核酸染料、无菌水等。

1. 制备卡那霉素储存液　卡那霉素 0.5 g 溶于 10 mL 灭菌水，通过 0.22 μm 滤器过滤除菌制得 50 mg/mL 储存液，可以用 1.5 mL EP 管分装，–20℃保存。

2. 200 mL LB 液体培养基的配制　NaCl 2 g，酵母提取物 1 g，胰蛋白胨 2 g 加去离子水定容到 200 mL，搅拌均匀，高压蒸汽灭菌 20 min。

3. 含卡那霉素的 LB 培养基　向 LB 液体培养基中按 1∶1000 比例添加 50 mg/mL 卡那霉素储存液，制成含 50 μg/mL 卡那霉素的 LB 液体培养基。

4. 50×TAE 缓冲液　EDTA-2Na·2H$_2$O 37.2 g（pH 8.0），冰醋酸 57.1 mL，Tris 242 g，用三蒸水补足 1 L。工作液浓度为 1×TAE。

5. DNA 琼脂糖凝胶 1%。

6. 灭菌 100 mL 双蒸水（ddH$_2$O），EP 管分装保存。

7. 高压灭菌 50% 甘油 100 mL，4℃保存备用（用于保菌）。

8. 配制 1% 琼脂糖凝胶　向锥形瓶中 50 mL 1×TAE 缓冲液中加入 0.5 g 琼脂糖，用保鲜膜封口，膜上刺一个小孔。用微波炉中档加热 1 min 至溶液澄清（注意防溅）。

9. 制备胶板　将有机玻璃内槽洗净，晾干，放入制胶模具中，并在固定位置插上梳子，梳子尺寸的选择根据具体上样量而定。

10. 待凝胶冷却至不烫手时，加入 2.5 μL Gold View 染料（5 μL/100 mL）轻轻摇匀。（注意动作不宜过大，避免产生气泡）

11. 将凝胶液倒入长方形制胶板中，凝胶厚度一般为 0.3 ~ 0.5 cm。倒凝胶液时要缓慢，以防产生气泡，如有气泡可用移液器吸出。

12. 室温静置 30 min 以上，待冷却凝固后拔出梳子，并将胶块放入电泳槽中准备加样。

【实验内容与步骤】

1. 挑取转入重组子的大肠杆菌菌落，移入含 50 μg/mL 卡那霉素的 LB 液体培养基 5 mL，每组取三个单克隆，37℃摇菌 12 ~ 16 h。

2. 第二天每管保菌，用质粒提取试剂盒提取 3 管质粒，进行单限制性酶切反应（*Sph* Ⅰ）和双酶切反应（*Sph* Ⅰ、*Not* Ⅰ）。酶切后进行酶切电泳鉴定，鉴定的反应体系见表 15-1、表 15-2。

（1）*Sph* Ⅰ单酶切鉴定

表 15-1 *Sph* Ⅰ单酶切反应体系

试剂	体积
pET-28a/EGFP 重组质粒	10 μL（200 ng～1 μg） 加入前根据浓度计算
QuickCut™ *Sph* Ⅰ	0.5 μL
透明 Buffer	2 μL
ddH$_2$O	补足到 20 μL

（2）*Sph* Ⅰ、*Not* Ⅰ双酶切鉴定

表 15-2 *Sph* Ⅰ、*Not* Ⅰ双酶切反应体系

试剂	体积
pET-28a/EGFP 重组质粒	10 μL（200 ng～1 μg） 加入前根据浓度计算
QuickCut™ *Sph* Ⅰ	0.5 μL
QuickCut™ *Not* Ⅰ	0.5 μL
透明 Buffer	2 μL
ddH$_2$O	补足到 20 μL

3 管质粒 / 组，分别采用两种酶切方法各酶切一管，37℃水浴酶切 1 h。

3. 酶切结束，琼脂糖凝胶电泳鉴定酶切图谱，每组取 8 μL 酶切产物，同时用重组质粒为对照进行电泳。注意，请先在样品中加入 6× 上样缓冲液（6× 表示使用时稀释 6 倍）再加样电泳。分子量标志物选用 DL2000 Marker 及 1 kb Ladder 为对照，酶切效果可通过凝胶电泳得到的图谱中酶切后片段的数目及大小鉴定。

琼脂糖凝胶电泳加样排序：

1kb Ladder — 重组质粒 — 单酶切产物 — 双酶切产物 — DL2000Marker

4. PCR 鉴定反应

（1）根据表 15-3 配三管 PCR 鉴定反应体系。

表 15-3 PCR 鉴定反应体系

试剂	体积
单菌落	0 μL
上游引物（工作浓度 20 μmol/L）	0.5 μL
下游引物（工作浓度 20 μmol/L）	0.5 μL
rTaq Premix 酶	10 μL
ddH$_2$O	补足到 20 μL

上游引物序列：5′-TAATACGACTCACTATAGGG-3′

下游引物序列：5′-TCGCCGGACACGCTGAACTT-3′

（2）PCR 程序设定：95℃ 5 min→（95℃ 30 s→56℃ 30 s→72℃ 1 min）×30 个循环 →72℃ 10 min，16℃ 10 min，结束程序后取 8 μL PCR 产物进行琼脂糖电泳。

在重组子中插入片段 *EGFP* 有 *Not* Ⅰ酶切位点，*Sph* Ⅰ酶切位点位于 pET-28a 质粒的 598 bp 处，因而单酶切 -*Sph* Ⅰ酶切产物电泳将得到 6067 bp 条带；双酶切 -*Sph* Ⅰ、*Not* Ⅰ酶切产物电泳得到 1125 bp、4942 bp 的片段；根据重组子上 *EGFP* 的 DNA 序列，PCR 产物电泳结果将得到约 292 bp 大小的条带。如果结果与以上相符，则说明构重组子构建成功。

【注意事项】

1. 考虑到过小的反应体积易在加入各组分时产生误差，因而 20 μL 以上的酶反应体积较理想。

2. 甘油含量易超过 10%，或者酶量过大，都可能出现在识别序列以外的位点进行切割的现象。

【讨论与思考】

1. 未采用限制性内切酶剪切的质粒有哪三种形式？

2. 为防止重组子污染环境应该采取哪些措施预防？

（汪　园　黄洪波）

下篇　药学专业综合实验

实验十六　曲克芦丁的合成、片剂制备和镇痛作用

曲克芦丁（troxerutin），又名维脑路通（venoru-ton），化学名称为 7,3',4'- 三羟乙基芦丁，化学结构如图 16-1 所示。

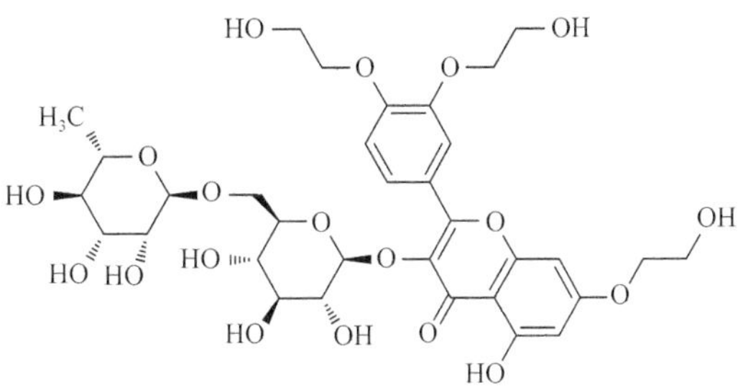

曲克芦丁为芦丁经羟乙基化制成的半合成黄酮类化合物，其水溶性好，可抑制红细胞和血小板聚集，防止血栓形成，同时能增加血中氧饱和度，改善微循环，对抗 5- 羟色胺和缓激肽引起的血管损伤，增加毛细血管抵抗力，降低毛细血管

图 16-1　曲克芦丁的化学结构

通透性，防止血管通透性升高引起的水肿，是临床治疗心脑血管疾病的基本药物。制备曲克芦丁口腔崩解片，可给一些吞服功能不好的老人及饮水不便的患者提供用药方便。

本实验设计了 6 个内容，包括槐米的生药学鉴定，芦丁的提取与精制，曲克芦丁的合成，曲克芦丁口腔崩解片的制备与质量评价，曲克芦丁片的含量测定和曲克芦丁的镇痛作用。在教学过程中，可根据实际情况采用。

第一节　槐米的生药学鉴定

【实验目的】

1. 掌握槐米的性状与显微特征。

2. 熟悉花蕾类药材的鉴别要点。

【实验原理】　槐米为豆科植物槐 *Sophora japonica* L. 的干燥花蕾。本实验参考《中国药典》2020 年版一部收载的槐米的质量标准，根据药材的性状特征、显微特征及理化特征，对槐米进行准确鉴定。

【仪器与材料】

1. 仪器　普通光学显微镜、超声波提取器、紫外线灯、水浴锅、打粉机、薄层层析缸、点样毛细管、载玻片、盖玻片、硅胶 G 薄层板、量筒、移液管等。

2. 材料与试剂　水合氯醛、甲醇、乙醇、乙酸乙酯、甲酸、盐酸、镁粉、三氯化铝、蒸馏水、芦丁对照品等。

【实验内容与步骤】

（一）性状鉴定

槐米呈卵形或椭圆形，长 2 ～ 6 mm，直径约 2 mm。花萼下部有数条纵纹，萼的上方为黄白色未开放的花瓣。花梗细小。体轻，手捻即碎。气微，味微苦涩。

（二）显微鉴定

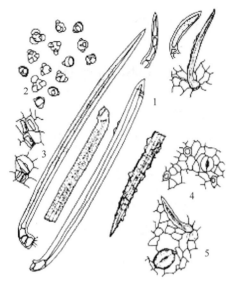

图 16-2　槐米的粉末特征
1. 非腺毛；2. 花粉粒；3. 草酸钙方晶；4. 萼片表皮细胞；
5. 气孔

本品粉末黄绿色。花粉粒类球形或钝三角形，直径 14 ~ 19 μm。具 3 个萌发孔。萼片表皮细胞表面观呈多角形；非腺毛 1 ~ 3 细胞，长 86 ~ 660 μm。气孔不定式，副卫细胞 4 ~ 8 个。草酸钙方晶较多。粉末特征见图 16-2。

（三）理化鉴定

1. 取本品 0.2 g，加乙醇 5 mL，水浴温热 5 min，滤过。取滤液 2 mL，加镁粉少许，混匀，滴加盐酸数滴，即显樱红色。

2. 取本品粉末 0.2 g，加甲醇 5 mL，密塞，振摇 10 min，滤过，取滤液作为供试品溶液。另取芦丁对照品，加甲醇制成每 1 mL 含 4 mg 的溶液，作为对照品溶液。照薄层色谱法（通则 0502）试验，吸取上述两种溶液各 10 μL，分别点于同一硅胶 G 薄层板上，以乙酸乙酯 - 甲酸 - 水（8∶1∶1）为展开剂，展开，取出，晾干，喷以三氯化铝试液，待乙醇挥发干后，置紫外线灯（365 nm）下检视。供试品色谱中，在与对照品色谱相应的位置上，显相同颜色的荧光斑点。

【注意事项】

1. 注意区分不定式气孔与不等式气孔。

2. 薄层层析时，用超声波法提取替代振摇提取，实验结果更好。

【讨论与思考】

1. 黄酮类成分常见的检识反应有哪些？

2. 双子叶植物气孔常见的类型有哪些，各有什么特点？

3. 薄层层析时，为何要在展开剂中加入甲酸？

第二节　芦丁的提取与精制

【实验目的】

1. 掌握黄酮类化合物提取与精制的原理和方法。

2. 熟悉黄酮类化合物理化性质及重结晶操作方法。

【实验原理】　芦丁（rutin）广泛存在于植物界中，现已发现含芦丁的植物在 70 种以上，如烟叶、槐花、荞麦和蒲公英中均含有，尤以槐花米（为植物 *Sophora japonica* 的未开放的花蕾）和荞麦中含量最高，可作为大量提取芦丁的原料。

芦丁亦称芸香苷（rutoside），是由槲皮素（quercetin）3 位上的羟基与芸香糖（rutinose）[为葡萄糖（glucose）与鼠李糖（rhamnose）组成的双糖]脱水合成的黄酮苷（结构见图 16-3），为浅黄色粉末或极细的针状结晶，易溶于碱水和吡啶，热水中的溶解度为 1∶180，微溶于冷水，其溶解度为 1∶10 000。

本实验根据芦丁易溶于碱水，但在酸性条件下溶解度小而沉淀析出的原理，采用碱提酸沉的方法提取芦丁，而重结晶精制芦丁的原理是基于芦丁在不同温度的水中溶解度的差异。

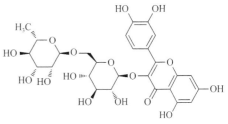

图 16-3　芦丁的结构

【仪器与材料】

1. 仪器　烘箱、旋转蒸发器、圆底烧瓶、烧杯、量筒、冷凝管、锥形瓶、抽滤瓶、布氏漏斗、滤纸、紫外线灯、打粉机、薄层层析缸、点样毛细管、载玻片、盖玻片、硅胶 G 薄层板等。

2. 材料与试剂　水合氯醛、甲醇、95% 乙醇、乙酸乙酯、甲酸、石灰乳、三氯化铝、浓盐酸、蒸馏水、芦丁对照品等。

【实验内容与步骤】

（一）芦丁的提取与精制（图 16-4）

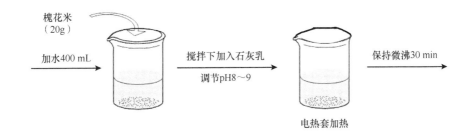

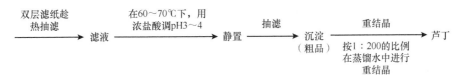

图 16-4　芦丁的提取与精制流程

（二）芦丁的 TLC 鉴定

1. 点样　标准品：芦丁对照品制备的乙醇溶液（1 mg/mL）；样品液：取少量自制的芦丁放于试管中加少量 95% 乙醇，水浴加热溶解。

2. 制板　制备硅胶 GF_{254}-CMC 板。

3. 展开剂　乙酸乙酯 - 甲酸 - 水（8∶1∶1）。

4. 展开方式　上行法。

5. 显色剂　喷雾 1% 三氯化铝的乙醇溶液或在紫外线灯（365 nm）下观察荧光斑点位置。

6. 鉴定结果　将样品色斑与标准品色斑对照并计算 R_f 值，给出结论。

【注意事项】

1. 芦丁粉碎不可过细，以免过滤时速度过慢。

2. 加入石灰乳既可达到碱溶解提取芦丁的目的，还可以除去槐花米中含有的大量果胶、黏液等水溶性杂质，但 pH 不能过高，否则钙能与芦丁形成螯合物而沉淀析出。

3. pH 过低会使芦丁形成盐重新溶解，降低收率。

4. 重结晶操作要趁热过滤。

【讨论与思考】

1. 在提取苷类化合物时应注意什么？

2. 比较水提法和酸碱法提取芦丁的异同点。

3. 试分析芦丁在纸、聚酰胺和硅胶 TLC 的原理及不同点。

第三节　曲克芦丁的合成

【实验目的】

1. 掌握惰性气体保护条件下的实验方法、装置及操作。

2. 熟悉选择性醚化酚羟基的反应原理。

3. 掌握曲克芦丁的合成方法及分离纯化方法。

4. 熟悉有害气体的排出方法。

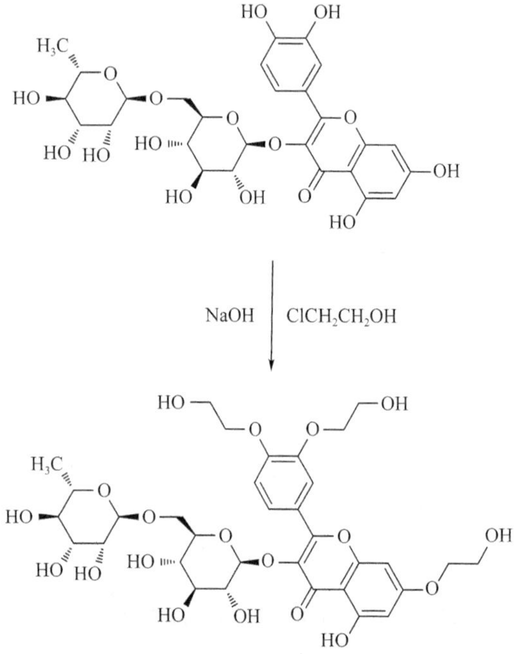

图 16-5　曲克芦丁的合成路线

【实验原理】　以芦丁为原料，在碱性条件下通过与氯乙醇进行亲核取代反应醚化合成曲克芦丁，合成路线如图 16-5 所示。

【仪器与材料】

1. 仪器　集热式恒温加热磁力搅拌器、磁力搅拌器、圆底烧瓶、搅拌子、球形冷凝管、抽滤装置、紫外 - 可见分光光度计、薄层层析缸、点样毛细管、硅胶 G 薄层板、三颈烧瓶、移液管、量筒、锥形瓶、烧杯、干燥管（连有导气管）等。

2. 材料与试剂　芦丁、10% 氢氧化钠溶液、氯乙醇、甲醇、无水乙醇、三氯化铁、冰醋酸、乙酸镁、6 mol/L HCl 溶液、石油醚、乙酸乙酯、阳离子交换树脂、阴离子交换树脂等。

【实验内容与步骤】

1. 曲克芦丁的制备　在 250 mL 的三颈烧瓶中加入芦丁 3.05 g，蒸馏水 10 mL，搅拌下缓慢滴入 10% 的氢氧化钠溶液，调节反应液 pH 至 9 ～ 10。滴加完毕后将反应体系抽真空、通氮气，反复三次，除去系统中的空气。继续通氮气的条件下，缓慢升温至 50℃ 左右，分数次缓慢滴入氯乙醇 1.8 g，滴加完毕后逐渐升温至 75℃，保温反应 3 h。将反应混合物放冷至近室温。用 6 mol/L 的 HCl 溶液调节 pH 至 5.0，放置过夜。过滤，滤液通过阴、阳离子交换树脂除去 NaCl。收集的流出液，减压蒸去水分，残留物真空干燥得曲克芦丁粗产品，称重，计算产率。

2. 曲克芦丁的精制（重结晶纯化）　按 1 g 粗品：8 mL 甲醇：15 mL 无水乙醇的比例进行重结晶。粗品加甲醇，加热溶解后，过滤。溶液稍冷后，加无水乙醇，析出黄色沉淀（常伴少量棕黄色固体）。冷却后，过滤，固体真空干燥，称重，计算收率。

【注意事项】

1. 反应的无氧体系可通过双排管进行，也可以通过三通管进行。

2. 反应体系的碱性不能太强，反应的 pH 宜控制在 9.5 左右。

3. 滴加氯乙醇过程中需要注意反应体系的 pH，如体系的 pH 低于 9，则需要补充氢氧化钠溶液。

【讨论与思考】

1. 分析比较不同曲克芦丁合成方法的优缺点。

2. 为什么反应需要在惰性气体保护的条件中进行？

3. 反应体系的 pH 为什么控制在 9.5 左右？

4. 曲克芦丁中含有其他哪些类型的杂质？为什么？

第四节　曲克芦丁口腔崩解片的制备与质量评价

【实验目的】

1. 掌握曲克芦丁口腔崩解片湿法制粒压片的制备工艺。

2. 熟悉单冲压片机的使用方法。

【实验原理】　制粒是把粉末、熔融液、水溶液等状态的物料经加工制成具有一定形状与大小粒状物的操作。制粒操作使颗粒具有某种相应的目的性，以保证产品质量和生产的顺利进行。例如，在颗粒剂、胶囊剂中颗粒是产品，制粒的目的不仅是为了改善物料的流动性、飞散性、黏附性及有利于计量准确、保护生产环境等，而且必须保证颗粒的形状大小均匀、外形美观等。而在片剂生产中颗粒是中间体，不仅要改善流动性以减少片剂的重量差异，而且要保证颗粒的压缩成型性。制粒方法有多种，制粒方法不同，即使是同样的处方不仅所得制粒物的形状、大小、强度不同，而且崩解性、溶解性也不同，从而产生不同的药效。因此，应根据所需颗粒的特性选择适宜的制粒方法。

在医药生产中广泛应用的制粒方法可以分为三大类：湿法制粒、干法制粒、喷雾制粒，其中湿法制粒应用最为广泛。

湿法制粒机制：黏合剂中的液体将药物粉粒表面润湿，使粉粒间产生黏着力，然后在液体架桥与外加机械力的作用下制成一定形状和大小的颗粒，经干燥后最终以固体桥的形式固结。

【仪器与材料】

1. 仪器　分析天平、压片机、制粒与整粒用筛网、硬度计、电热干燥箱、崩解时限测定仪、硬度测定仪、脆碎度仪等。

2. 材料与试剂

原料药：曲克芦丁。

辅料：干淀粉、乳糖、甘露醇、交联羧甲纤维素钠、甜菊素、枸橼酸、碳酸氢钠、硬脂酸镁等。

【实验内容与步骤】

（一）处方

曲克芦丁	10 g
15% 淀粉浆	适量
乳糖	1 g
甘露醇	1.5 g
交联羧甲纤维素钠	0.5 g

续表

碳酸氢钠	0.05 g
枸橼酸	0.05 g
甜菊素	0.3 g
硬脂酸镁	适量（1%）
共制成	40 片

（二）制备

1. 黏合剂的制备 本实验使用 15% 淀粉浆。称取干淀粉 6 g 于 40 mL 蒸馏水中均匀分散，70℃加热糊化，即得。

2. 湿颗粒的制备 称取处方量曲克芦丁过 100 目筛，加 15% 淀粉浆、乳糖、甘露醇适量，混匀，制软材，过 18 目筛制粒，60℃干燥，将干颗粒过 18 目筛整粒后，分别加入交联羧甲纤维素钠、碳酸氢钠、枸橼酸、甜菊素、硬脂酸镁混匀。

3. 压片 将上述物料压片，压力硬度不低于 40 N。

（三）质量检查

1. 硬度检查法 采用破碎强度法，采用硬度测定仪进行测定。方法如下：将药片径向固定在两横杆之间，其中的活动柱杆借助弹簧沿水平方向对片剂径向加压，当片剂破碎时，活动柱杆的弹簧停止加压，仪器刻度盘所指示的压力即为药片的硬度。测定 3～6 片，取平均值。结果列于表 16-1。

2. 重量差异检查法 取药片 20 片，精密称定总重量，求得平均片重后，再分别精密称定各片的重量。每片重量与平均片重相比较（凡无含量测定的片剂，每片重量应与标示片重比较）超出重量差异限度（表 16-2）的药片不得多于 2 片，并不得有 1 片超出限度 1 倍。

3. 脆碎度检查法 取药片，按《中国药典》2020 年版四部通则 0923 项下检查法，置脆碎度测定仪内检查，记录检查结果。检查方法及规定如下：片重为 0.65 g 或以下者取若干片，使其总重量约为 6.5 g；片重大于 0.65 g 者取 10 片。用吹风机吹去脱落的粉末，精密称重，置圆筒中，转动 100 次。取出，同法除去粉末，精密称重，减失重量不得超过 1%，且不得检出断裂、龟裂及粉碎的药片。结果列于表 16-3。

4. 崩解时间检查法 应用崩解时限测定仪进行测定。采用吊篮法，方法如下：取药片 6 片，分别置于吊篮的玻璃管中，每管各加 1 片，开动仪器使吊篮浸入 37℃ ±1.0℃ 的水中，按一定的频率（30～32 次/分）和幅度（55 mm±2 mm）往复运动。从片剂置于玻璃管开始计时，至片剂破碎并全部固体粒子都通过玻璃管底部的筛网（Φ2 mm）为止，该时间即为该片剂的崩解时间，应符合规定崩解时限（一般压制片为 15 min）。如有 1 片不符合要求，应另取 6 片复试，均应符合规定。结果列于表 16-1。

（四）实验结果

曲克芦丁片剂的制备——片剂质量的考察结果，见表 16-1～表 16-3。

表 16-1　外观、硬度、抗张强度以及崩解时间的测定结果

编号	外观	直径（mm）× 厚度（mm）	硬度（N）	抗张强度（MPa）	崩解时间（min）
1					
2					
3					
4					
5					
6					
平均					

表 16-2　重量差异的测定结果

编号	片重（mg）	编号	片重（mg）	编号	片重（mg）
1		8		15	
2		9		16	
3		10		17	
4		11		18	
5		12		19	
6		13		20	
7		14			

平均片重（mg）

RSD

表 16-3　片剂脆碎度的测定结果

批号	片数	试验前重量（g）	试验后重量（g）	脆碎度（%）
1				
2				
3				

【注意事项】

1. 先把崩解剂混合均匀后，再加入硬脂酸镁混合均匀。

2. 碳酸氢钠和枸橼酸需在制粒干燥后加入。

【讨论与思考】

1. 分析并讨论实验结果，总结出影响片剂质量的因素。

2. 片剂硬度不够的原因有哪些？

第五节　曲克芦丁片的含量测定

【实验目的】

1. 掌握利用高效液相色谱法测定曲克芦丁片中曲克芦丁含量的方法。

2. 熟悉高效液相色谱的工作原理和操作方法。

【实验原理】 高效液相色谱法是用高压输液泵将具有不同极性的单一溶剂或不同比例的混合溶剂、缓冲液等流动相泵入装有固定相的色谱柱，经进样阀注入供试品，由流动相带入柱内，在柱内依据不同原理分离后，各成分先后进入检测器，色谱信号由记录仪或积分仪记录，从而达到分离分析的目的。

曲克芦丁在 254 nm 波长处有最大紫外吸收，可用高效液相色谱法测定曲克芦丁片中曲克芦丁的含量。

【仪器与材料】

1. 仪器 高效液相色谱仪、分析天平、容量瓶、研钵、烧杯等。

2. 材料与试剂 曲克芦丁片（自制）、乙腈（色谱纯）、磷酸二氢钠、磷酸、蒸馏水、曲克芦丁对照品等。

【实验内容与步骤】

（一）系统适用性试验

1. 系统适用性溶液的制备 取曲克芦丁系统适用性对照品适量，加溶剂溶解并稀释制成每 1 mL 中含 50 μg 的溶液。

2. 色谱条件 用十八烷基硅烷键合硅胶为填充剂（Venusil MP C_{18}，4.6 mm×250 mm，5 μm 或效能相当的色谱柱）；以磷酸盐缓冲液（pH 4.4）（0.1 mol/L 磷酸二氢钠溶液，用磷酸调节 pH 至 4.4）- 乙腈（80：20）为流动相；检测波长为 254 nm；进样体积 10 μL。

3. 系统适用性要求 系统适用性溶液色谱图中，曲克芦丁峰的保留时间约为 18 min，四羟乙基芦丁峰、一羟乙基芦丁峰、芦丁峰、曲克芦丁峰与二羟乙基芦丁峰的相对保留时间分别为 0.5、0.8、0.9、1.0 和 1.1 min，曲克芦丁峰与二羟乙基芦丁峰和芦丁峰之间的分离度应符合要求。

（二）含量测定

1. 对照品溶液的制备 取曲克芦丁对照品适量，精密称定，加流动相溶解并定量稀释制成每 1 mL 中约含 0.2 mg 溶液。

2. 供试品溶液的制备 取自制曲克芦丁片 20 片（糖衣片除去包衣），精密称定，研细，取细粉适量（约相当于曲克芦丁 100 mg），精密称定，置 100 mL 容量瓶中，加流动相适量，振摇使曲克芦丁溶解，用流动相稀释至刻度，摇匀，滤过，精密量取续滤液 5 mL，置 25 mL 容量瓶中，用流动相稀释至刻度，摇匀。

3. 色谱条件 同系统适用性试验。

4. 测定法 精密量取供试品溶液与对照品溶液，分别注入高效液相色谱仪，记录色谱图。按外标法以峰面积计算。

【注意事项】

1. 磷酸盐缓冲液（pH 4.4）的配制：先配制 0.1 mol/L 磷酸二氢钠溶液，再用磷酸调节 pH 至 4.4。

2. 供试品溶液制备时，曲克芦丁片要研磨成细粉，以使曲克芦丁完全溶解于流动相中。

【讨论与思考】

1. 什么是理论塔板数？怎么计算？

2. 用标准曲线法（外标法）进行含量测定有哪些优缺点？

3. 除了高效液相色谱法，还可以用哪些方法进行曲克芦丁的含量测定？

第六节 曲克芦丁的镇痛作用

【实验目的】

1. 掌握镇痛的机制及模型。

2. 测试曲克芦丁的镇痛作用,并比较其与阿司匹林镇痛作用的强弱。

【实验原理】 槲皮素及其他一些具有槲皮素母核的苷类(如芦丁)均具有显著的中枢及外周镇痛作用,其作用机制与减少神经组织钙离子的含量有关。曲克芦丁是芦丁的水溶性衍生物,因此推测曲克芦丁具有类似的镇痛药理活性。镇痛药效研究的主要原理是对实验动物施加引起疼痛的刺激引起痛反应,观察药物对痛反应的影响以定量疼痛,较客观地评价药效。热板法是热刺激致痛法的一种,系利用一定强度的温热刺激小鼠后足以产生痛反应,以刺激开始至出现舔足反应的潜伏期为测痛指标评价药效。

【仪器与材料】

1. 仪器 热板仪、电子秤等。

2. 材料与试剂 昆明种小白鼠(30 只,体重 18 ~ 22 g,雌性)、曲克芦丁(注射液 200 mg/10 mL)、阿司匹林、生理盐水、秒表、鼠笼、注射器、记号笔等。

【实验内容与步骤】

(一)动物筛选

将热板仪电源打开,使温度维持在 55℃左右,取小白鼠置于热板有机玻璃罩内,同时计时,记录其出现舔后足的时间,并将小白鼠取出。筛选出痛阈在 30 s 以内的小白鼠,30 s 以上及跳跃的弃去不用。

(二)分组给药测定

取合格昆明种小白鼠 30 只,随机分为 5 组,每组 6 只,称重标记,照上述方法测定其给药前痛阈。分组如下:腹腔注射 1% 阿司匹林组;腹腔注射 1% 曲克芦丁组;腹腔注射 0.5% 曲克芦丁组;腹腔注射 0.25% 曲克芦丁组;腹腔注射生理盐水组。

给药容量均为 0.1 mL/ 10 g。分别于注射后 15 min、30 min、60 min、90 min,测定其痛阈。对阈值达 60 s 仍未舔后足者,应立即取出以免烫伤,痛阈按 60 s 计。

(三)数据处理

数据采用 t 检验进行统计分析。

【注意事项】

1. 不同个体对热板刺激反应有所不同,多数为舔足,故常用舔足作为痛反应指标。有些动物反应为跳跃而不是舔足,还有的小鼠只在热板上快速走动而不出现舔足反应。舔足反应为一种保护性反应,而跳跃则为逃避反应,故实验中只宜取其一为指标,将好发生其他反应的小鼠剔除。

2. 雄性鼠可能因阴囊下垂而受刺激,故本法宜用雌性小鼠。

【讨论与思考】

1. 致痛模型有哪几种,其原理有何异同?

2. 解热镇痛药与中枢镇痛药的作用机制有什么不同,曲克芦丁的镇痛作用机制是哪种?

(陶移文 郑国栋 刘 璨 李 欣 韦敏燕 李悦山)

实验十七　双氢青蒿素的合成、片剂制备和体内药动学研究

青蒿素是中国科学家从传统中药青蒿中提取的一种中药单体，《中国药典》2020 年版规定药用青蒿为菊科植物黄花蒿 Artemisia annua L. 的干燥地上部分。青蒿素是治疗耐药性疟疾效果最好的药物，以青蒿素类药物为主的联合疗法，也是当下治疗疟疾最有效、最重要的手段。2015 年 10 月，屠呦呦因创制新型抗疟药——青蒿素和双氢青蒿素的贡献，与另外两位科学家共获 2015 年度诺贝尔生理学或医学奖。

双氢青蒿素为青蒿素 C-10 位羰基还原得到的衍生物，也是青蒿素在体内的还原代谢物。其对红细胞内期疟原虫有强大且快速的杀灭作用，抗疟作用为青蒿素的 4～6 倍，能迅速控制临床发作及症状。

本实验共设计了 5 个内容，包括青蒿的生药学鉴定，青蒿素的提取和分离，双氢青蒿素的合成及含量测定，双氢青蒿素片剂的制备和双氢青蒿素在大鼠体内药动学研究。在教学过程中，可根据实际情况采用。

第一节　青蒿的生药学鉴定

【实验目的】

1. 掌握青蒿的性状与显微特征。

2. 熟悉全草类生药的鉴别要点。

【实验原理】　本实验参考《中国药典》2020 年版一部收载的青蒿的质量标准，利用药用植物学和生药学知识，根据药材的性状特征、显微特征及理化特征，对青蒿进行准确鉴定。

【仪器与材料】

1. 仪器　普通光学显微镜、超声波提取器、紫外线灯、打粉机、薄层层析缸、点样毛细管、载玻片、盖玻片、硅胶 G 薄层板、量筒、移液管等。

2. 材料与试剂　待鉴定药材、水合氯醛、乙醚、石油醚、正己烷、20% 乙腈溶液、甲醇、乙醇、氢氧化钾、盐酸羟胺、三氯化铁、稀盐酸、香草醛、硫酸、蒸馏水、青蒿素对照品等。

【实验内容与步骤】

（一）性状鉴定

本品茎呈圆柱形，上部多分枝，长 30～80 cm，直径 0.2～0.6 cm；表面黄绿色或棕黄色，具纵棱线；质略硬，易折断，断面中部有髓。叶互生，暗绿色或棕绿色，卷缩易碎，完整者展平后为三回羽状深裂，裂片和小裂片呈矩圆形或长椭圆形，两面被短毛。气香特异，味微苦。

（二）显微鉴定

本品粉末深绿色。气芳香，味微苦。表皮细胞形状不规则，垂周壁波状弯曲，不定式气孔微突出于表面，副卫细胞 3～5 个。腺毛单个散在或位于表皮的凹陷处，腺毛头部椭圆形，由 2 个半圆形分泌细胞组成。非腺毛为丁字毛，其臂细胞横向延伸或在柄部着生处折断成 "V" 字形，柄细胞细小，3～7 个，顶端柄细胞常呈萎缩状，壁薄。木薄壁细胞近无色或淡绿色，单个散在

或位于导管旁，细胞类正方形，排列整齐，孔沟明显，细胞壁呈连珠状增厚，微木化。导管主要为孔纹导管，近无色或淡绿色，木化，纹孔呈圆形或长圆形，排列较紧密。粉末特征见图17-1。

（三）理化鉴定

1. 取本品粉末 1 g，加乙醚 20 mL，浸渍 2 h，振摇，滤过。取滤液 5 mL，挥发干乙醚，残渣用甲醇 2 mL 溶解，滤过，滤液加入 7% 盐酸羟胺的甲醇液 2～3 滴及 10% 甲醇制氢氧化钾 2～3 滴，置水浴上微沸，冷却，加稀盐酸调节 pH 至 3～4，加入 1% 的三氯化铁乙醇溶液 2 滴，显紫红色。

2. 取本品粉末 3 g，加石油醚（60～90℃）50 mL，加热回流 1 h，滤过，滤液蒸干，残渣加正己烷 30 mL 使溶解，用 20% 乙腈溶液振摇提取 3 次，每次 10 mL，合并乙腈液，蒸干，残渣加乙醇 0.5 mL 使溶解，作为供

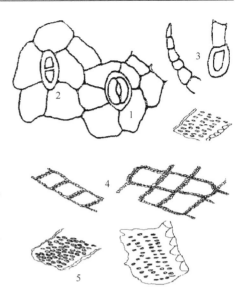

图 17-1　青蒿的粉末特征
1. 气孔；2. 腺毛；3. 非腺毛；4. 木薄壁细胞；5. 具缘纹孔导管碎片

试品溶液。另取青蒿素对照品，加乙醇制成每 1 mL 含 1 mg 的溶液，作为对照品溶液。照薄层色谱法试验，吸取上述两种溶液各 5 μL，分别点于同一硅胶 G 薄层板上，以石油醚（60～90℃）-乙醚（4：5）为展开剂，展开，取出，晾干，喷以 2% 香草醛的 10% 硫酸乙醇溶液，在 105℃加热至斑点显色清晰，置紫外线灯（365 nm）下检视。供试品色谱中，在与对照品色谱相应的位置上，显相同颜色的荧光斑点。

【注意事项】
1. 薄层色谱点样时，可分次点下，一面点样一面吹干，以免原点直径扩散过大。
2. 薄层色谱展开时，可用展开剂将展开室及薄层板饱和后再进行展开以防止边缘效应。
【讨论与思考】
1. 理化鉴定 1 项下检查的是青蒿含有的是何种化合物？
2. 青蒿药材的显微鉴别要点有哪些？

第二节　青蒿素的提取和分离

【实验目的】
1. 掌握从青蒿中提取青蒿素的原理和方法。
2. 熟悉青蒿素的化学性质和鉴定方法。

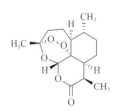

图 17-2　青蒿素的化学结构

【实验原理】　青蒿素（artemisinin，图 17-2）是一种含过氧基的新型倍半萜内酯，虽然可以人工合成，但成本高，产量低，无法规模化生产。目前，青蒿素主要是从植物黄花蒿中提取。青蒿素易溶于氯仿、乙酸乙酯、石油醚、乙醇等有机溶剂，几乎不溶于水，因此多采用有机溶液进行提取。本实验采用工业乙醇冷浸法从青蒿中分离提取青蒿素，实验安全、简单，收率和产品质量较高。

【仪器与材料】

1. 仪器 烘箱、旋转蒸发器、紫外线灯、圆底烧瓶、烧杯、量筒、冷凝管、锥形瓶、抽滤瓶、布氏漏斗、硅胶 G 薄层板等。

2. 材料与试剂 青蒿、工业乙醇、乙酸乙酯、甲醇、乙醇、石油醚、乙醚、香草醛、硫酸、蒸馏水、活性炭、青蒿素对照品等。

【实验内容与步骤】

（一）提取精制

称取青蒿 250 g，加 2000 mL 工业乙醇浸提过夜，浸提液真空浓缩至 75 mL，补水至 375 mL，加 380 mL 乙酸乙酯萃取 3 次，萃取液合并，加 5 g 活性炭搅拌，过滤，滤液真空浓缩至 65 mL，放置过夜至晶体析出，用布氏漏斗抽滤。滤渣用 300 mL 热乙醇溶液溶解，过滤，滤液真空浓缩至 60 mL，于冰箱中放置过夜，布氏漏斗抽滤，滤渣干燥即可得青蒿素样品。

提取与精制流程图见图 17-3。

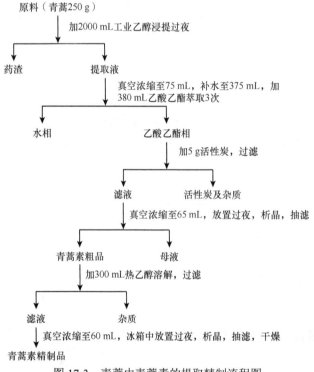

图 17-3 青蒿中青蒿素的提取精制流程图

（二）青蒿素的薄层色谱鉴定

取少量自制的青蒿素放于试管中，加少量 95% 乙醇，水浴加热溶解，作为供试品溶液。另取青蒿素对照品，加乙醇制成每 1 mL 含 1 mg 的溶液，作为对照品溶液。照薄层色谱法试验，吸取上述两种溶液各 5 μL，分别点于同一硅胶 G 薄层板上，以石油醚（60～90℃）-乙醚（4∶5）为展开剂，展开，取出，晾干，喷以 2% 香草醛的 10% 硫酸乙醇溶液，在 105℃加热至斑点显色清晰，置紫外线灯（365 nm）下检视。供试品色谱中，在与对照品色谱相应的位置上，显相同颜色的荧光斑点。

【注意事项】

1. 为了使脱色效果更好及便于去除活性炭，可先加少量絮凝剂再过滤，然后结晶。

2. 黄花蒿叶中的青蒿素含量较高，最好使用黄花蒿叶为原料进行提取。

【讨论与思考】 青蒿素主要的药理作用是什么？

第三节 双氢青蒿素的合成及含量测定

【实验目的】

1. 通过双氢青蒿素的制备，掌握酮的还原反应的基本原理及操作方法。

2. 通过本实验了解硼氢化物作为还原剂的反应原理及在药物合成中的应用。

【实验原理】　合成路线如图 17-4 所示。

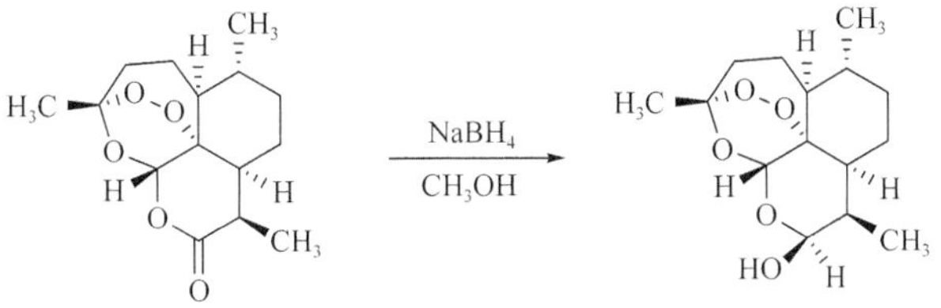

图 17-4　双氢青蒿素的合成路线

【仪器与材料】

1. 仪器　烘箱、旋转蒸发器、低温浴槽、紫外线灯、圆底烧瓶、烧杯、量筒、冷凝管、锥形瓶、抽滤瓶、布氏漏斗、硅胶 G 薄层板等。

2. 材料与试剂　青蒿素、硼氢化钠（$NaBH_4$）、吡啶、甲酸铵、甲醇、丙酮、甲苯、石油醚、乙醚、饱和食盐水、去离子水、双氢青蒿素对照品等。

【实验内容与步骤】

（一）双氢青蒿素的合成

在 250 mL 的圆底烧瓶中分别加入 1.50 g 青蒿素和 100 mL 甲醇，置于低温浴槽中（0～5℃，冰水混合浴）搅拌溶解，维持温度不变并在搅拌的条件下分数次缓慢加入硼氢化钠 1.0 g，完毕后将反应体系升至室温并继续反应 1.5 h。待反应完毕后，将反应液缓慢倒入 250 mL 的充分冷却的去离子水中（有白色固体析出），待白色固体析出完毕后过滤，固体经洗涤、真空干燥后得双氢青蒿素，产率约为 72%。

（二）鉴别及结构确证

根据《中国药典》2020 年版二部标准，双氢青蒿素鉴别采用薄层色谱法试验：取本品与双氢青蒿素对照品各适量，分别加甲苯溶解并稀释制成每 1 mL 中约含 0.1 mg 的溶液，作为供试品溶液与对照品溶液。分别精密吸取上述两种溶液各 10 μL，分别置于同一硅胶 G 薄层板上，以石油醚（沸程为 40～60℃）- 乙醚（1∶1）为展开剂，展开，晾干，喷以 2% 香草醛的硫酸乙醇溶液（20→100），在 85℃加热 10～20 min 至斑点显色清晰。供试品溶液所显主斑点的位置和颜色应与对照品溶液主斑点一致。

本品可以通过标准红外吸收光谱、核磁共振波谱予以结构确证。

【注意事项】

1. 当加入硼氢化钠时，反应体系会产生大量的气泡且反应体系的温度会上升，如反应温度过高会造成产物分解而影响产率。所以需要少量多次缓慢加入硼氢化钠，防止局部反应温度升高，使反应体系温度维持在 0～5℃。

2. 由于立体位阻的关系，合成所得到的双氢青蒿素为 β 构型。

【讨论与思考】

1. 使用硼氢化钠作为还原剂在操作上应注意哪些事项？

2. 硼氢化钠作为还原剂还原酮羰基的反应机制是什么？

第四节　双氢青蒿素片剂的制备

【实验目的】

1. 掌握双氢青蒿素片剂干法制粒压片的制备工艺。

2. 掌握双氢青蒿素片剂的质量检测方法。

3. 了解片剂的处方设计中需要考虑的问题。

【实验原理】　片剂的分类方法有多种，其中根据给药途径可分为口服用片剂、口腔用片剂、外用片剂等。口服用片剂有普通片、包衣片（糖衣片、薄膜衣片、肠溶衣片）、泡腾片、咀嚼片、分散片、缓释片、多层片、口腔崩解片等；口腔用片剂有舌下片、含片、口腔贴片等；外用片剂有可溶片（用于漱口、消毒、洗涤伤口等）、阴道片等。

干法制粒压片法常用于对湿热不稳定，且直接压片有困难的药物。首先把药物粉碎、过筛，然后与辅料按处方比例混合，得到所需粒径的粉末，压成大片或薄片状，再粉碎、过筛成所需大小颗粒，再加入适当辅料（崩解剂、润滑剂等）混合，压片。在整个工艺过程中不接触水及热，有利于不稳定物料的压片。

【仪器与材料】

1. 仪器　高效液相色谱仪、紫外 - 可见分光光度计、分析天平、电子天平、压片机、溶出度试验仪、硬度测定仪、崩解仪、脆碎度仪、容量瓶等。

2. 材料与试剂

原料药：双氢青蒿素。

辅料：微晶纤维素、可压性淀粉、乳糖、羧甲基纤维素钠、羧甲基淀粉钠、硬脂酸镁等。

试剂：乙腈、乙醇、十六烷基三甲基溴化铵。

【实验内容与步骤】

（一）处方

双氢青蒿素	6 g
微晶纤维素	6 g
可压性淀粉	8 g
乳糖	2 g
羧甲基纤维素钠	1.2 g
羧甲基淀粉钠	1.2 g
硬脂酸镁	0.2 g
10% 淀粉浆	适量
共制成	100 片

（二）制备

1. 将处方量的双氢青蒿素、微晶纤维素、羧甲基纤维素钠、可压性淀粉、乳糖、羧甲基淀粉钠、硬脂酸镁混合一起过 100 目筛，混匀。

2. 压片：片剂规格 Φ6 mm，压片压力 80 ～ 120 MPa，或将片剂的硬度控制在 50 N 以上。

（三）质量检查

1. 硬度检查法　采用硬度测定仪进行测定。方法如下：将药片径向固定在两横杆之间，其中的活动柱杆借助弹簧沿水平方向对片剂径向加压，当片剂破碎时，活动柱杆的弹簧停止加压，仪器刻度盘所指示的压力即为药片的硬度。测定 3～6 片，取平均值。结果列于表 17-1。

2. 崩解时间检查法　应用崩解仪进行测定。采用吊篮法，方法如下：取药片 6 片，分别置于吊篮的玻璃管中，每管各加 1 片，开动仪器使吊篮浸入 37℃ ±1.0℃ 的水中，按一定的频率（30～32 次 / 分）和幅度（55 mm±2 mm）往复运动。从片剂置于玻璃管开始计时，至片剂破碎并全部固体粒子通过玻璃管底部的筛网（Φ2 mm）为止，该时间即为该片剂的崩解时间，应符合规定崩解时限（一般压制片为 15 min）。如有 1 片不符合要求，应另取 6 片复试，均应符合规定。结果列于表 17-1。

3. 重量差异检查法　取药片 20 片，精密称定总重量，求得平均片重后，再分别精密称定各片的重量。每片重量与平均片重相比较（凡无含量测定的片剂，每片重量应与标示片重比较）超出重量差异限度（表 17-2）的药片不得多于 2 片，并不得有 1 片超出限度 1 倍。

4. 脆碎度检查法　取药片，按《中国药典》2020 年版四部通则 0923 项下检查法，置脆碎度仪中检查，记录检查结果。检查方法及规定如下：片重为 0.65 g 或以下者取若干片，使其总重量约为 6.5 g；片重大于 0.65 g 者取 10 片。用吹风机吹去脱落的粉末，精密称重，置圆筒中，转动 100 次。取出，同法除去粉末，精密称重，减失重量不得过 1%，且不得检出断裂、龟裂及粉碎的片。结果列于表 17-3。

5. 含量测定

（1）HPLC 色谱条件：Phenomenex C_{18} 色谱柱（4.6 mm×250 mm，5 μm）；流动相：乙腈 - 水（60：40）；检测波长：210 nm；柱温：35℃；流速：0.8 mL/min；进样量：10 μL。（双氢青蒿素 α 色谱峰保留时间约 8.3 min，β 色谱峰保留时间约 11.3 min；理论塔板数按双氢青蒿素 α 色谱峰计算应不低于 6000，α 色谱峰、β 色谱峰与相邻杂质峰之间的分离度符合要求）

（2）供试品溶液的制备：取本品适量（约相当于双氢青蒿素 25 mg），置 25 mL 棕色容量瓶中，加流动相适量，超声 20 min 使溶解，放冷至室温，用流动相定容至刻度，摇匀，用 0.45 μm 微孔滤膜滤过，即得。

（3）对照品溶液的制备：精密称取双氢青蒿素约 10 mg，置 10 mL 容量瓶中，加流动相超声使溶解并稀释至刻度，摇匀，即得。

（4）测定法：精密量取供试品溶液与对照品溶液各 10 μl，分别注入高效液相色谱仪，记录色谱图。按外标法以峰面积计算本品含量。

6. 溶出度测定　三批中试样品，照溶出度测定法（《中国药典》2020 年版四部通则 0931 第三法）操作，以 0.35% 十六烷基三甲基溴化铵与乙醇（7：3，$V：V$）250 mL 为溶出介质，转速为 100 r/min，依法操作，经 45 min 时，取溶液，经 0.45 μm 微孔滤膜滤过，取续滤液作为供试品溶液（同"含量测定"色谱条件，流速由 0.8 mL/min 调为 1.0 mL /min）。计算，即得。溶出量均不得低于"含量测定"项下的测定值的 70%，应符合规定。

（四）实验结果

双氢青蒿素片剂的制备——片剂质量的考察结果，见表 17-1～表 17-3。

表 17-1　外观、硬度、抗张强度以及崩解时间的测定结果

编号	外观	直径（mm）×厚度（mm）	硬度（N）	抗张强度（MPa）	崩解时间（min）
1					
2					
3					
4					
5					
6					
平均					

表 17-2　重量差异的测定结果

编号	片重（mg）	编号	片重（mg）	编号	片重（mg）
1		8		15	
2		9		16	
3		10		17	
4		11		18	
5		12		19	
6		13		20	
7		14			

平均片重（mg）

RSD

表 17-3　片剂脆碎度的测定结果

批号	片数	试验前重量（g）	试验后重量（g）	脆碎度（%）
1				
2				
3				

【注意事项】

1. 先把崩解剂混合均匀后，再加入硬脂酸镁混合均匀。

2. 注意物料的流动性、压缩成型性、润滑性。

【讨论与思考】

1. 分析并讨论实验结果，总结出影响片剂质量的因素。

2. 片剂表面不光滑的影响因素有哪些？

第五节　双氢青蒿素在大鼠体内药动学研究

双氢青蒿素是在青蒿素原有过氧桥内酯结构上加氢还原而得，其抗疟作用是青蒿素的 4 ～ 8 倍，可直接用药，也可作为青蒿素类衍生物如蒿甲醚、蒿乙醚和青蒿琥酯在体内的共有活性代谢物。双氢青蒿素无特征紫外吸收峰，本实验采用液相色谱串联质谱联用技术（LC-MS/MS）建立双氢青蒿素在生物样品中的分析方法，研究该药在大鼠体内的药动学特点。

【实验目的】

1. 掌握大鼠体内药动学研究的实验设计、动物实验的开展。

2. 掌握 LC-MS/MS，进行生物样品分析的方法学建立及样品测定。

3. 掌握 WinNonlin 或 DAS 等药动学软件，进行药动学数据分析。

4. 了解动物体内药动学研究在新药研发中的应用与意义。

【实验原理】　本实验采用 LC-MS/MS 建立双氢青蒿素（β 构型）在生物样品中的分析方法，以青蒿素为内标，选择 ESI 离子源，采用［M+H–H_2O］$^+$转化 m/z 267.4→163.4（β- 双氢青蒿素），［M+NH_4］$^+$转化 m/z 300.4→209.4（内标，青蒿素）进行定量分析。

【仪器与材料】

1. 仪器　液相色谱串联质谱联用仪，配有电喷雾离子化（ESI）源、高效液相色谱仪、C_{18} 液相色谱柱、保护柱、电子天平、pH 计、涡旋振荡混合器、氮吹仪、容量瓶、EP 管等。

2. 材料与试剂　双氢青蒿素对照品、青蒿素对照品、乙腈（色谱纯）、乙酸铵（色谱纯）、甲酸（色谱纯）、氢氧化钾（优级纯）、超纯水、乙醚、磷酸盐缓冲液、生理盐水、肝素钠等。

SPF 级 SD 大鼠 24 只，230 g±20 g，雌雄各半。

【实验内容与步骤】

（一）给药方案与样品采集

SPF 级 SD 大鼠 24 只，230 g±20 g，随机分为两组，每组 12 只，雌雄各半，分别为口服双氢青蒿素组、静脉注射双氢青蒿素组。动物于给药前 12 h 禁食，自由饮水，次日给药。双氢青蒿素用生理盐水溶解（若不溶则使用适量聚乙二醇 400 混合溶液），剂量为 10 mg/kg，给药前取空白血样，口服组于给药后 0.25 h、0.5 h、0.75 h、1 h、1.25 h、1.5 h、1.75 h、2 h、2.5 h、3 h、4 h、6 h、8 h、12 h 眼眶采血 1 mL；静脉注射组于给药后 0.08 h、0.25 h、0.5 h、1 h、1.5 h、2 h、4 h、6 h、8 h、12 h 眼眶采血 1 mL。将血样置肝素管中，3000 g 离心 15 min，分离血浆，于 –70℃保存待测。

（二）溶液的配制

1. 双氢青蒿素标准溶液的配制　精密称取双氢青蒿素对照品约 10 mg，置于 100 mL 容量瓶中，用乙腈溶解并稀释至刻度，摇匀，配成浓度为 100 μg/mL 的储备液Ⅰ；精密量取 1 mL 双氢青蒿素储备液Ⅰ置 100 mL 容量瓶中，用乙腈稀释至刻度，获得双氢青蒿素浓度为 1 μg/mL 的储备液Ⅱ。以乙腈按比例稀释储备液Ⅱ，配制双氢青蒿素浓度分别为 0.2 ng/mL、0.5 ng/mL、2 ng/mL、5 ng/mL、20 ng/mL、50 ng/mL 和 100 ng/mL 的系列标准溶液，分装密封，置 4℃冰箱内保存待用。

2. 内标青蒿素溶液的配制　精密称取青蒿素对照品约 10 mg，置于 100 mL 容量瓶中，用乙腈溶解并稀释至刻度，摇匀，配成浓度为 100 μg/mL 的储备液Ⅰ；精密量取 1 mL 青蒿素储备液Ⅰ置 100 mL 容量瓶中，用乙腈稀释至刻度，获得青蒿素浓度为 1 μg/mL 的储备液Ⅱ。精密量取 2.0 mL 青蒿素储备液Ⅱ置 10 mL 容量瓶中，用乙腈稀释至刻度，获得青蒿素浓度为 200 ng/mL 的内标溶液，分装密封，置 4℃冰箱内保存待用。

（三）血浆样品的分析方法

1. LC-MS 色谱条件　色谱柱：ODS C_{18} 液相色谱柱（150 mm×4.6 mm，5 μm）；保护柱：高效液相通用型 C_{18} 保护柱（4.0 mm×3.0 mm，5 μm）；流动相：乙腈 -10 mmol/L 乙酸铵溶液（含 0.1%

甲酸，V/V) 85：15（V/V）；柱温：20℃；流速：0.8 mL/min。

2. LC-MS 质谱条件 离子化源：ESI 源；源电压：5.5 kV；检测方式：正离子检测；碰撞气压力：3 psi；喷雾压力：50 psi；加热毛细管温度：550℃；扫描方式：多反应监测方式；所用气体均为氮气。采用［M+H–H$_2$O］$^+$转化 m/z267.4→163.4（β- 双氢青蒿素），［M+NH$_4$］$^+$转化 m/z 300.4→209.4（内标，青蒿素）进行定量分析，扫描时间为 0.2 s。

3. 血浆样品预处理 取大鼠血浆样品 100 μL 置具塞 1.5 mL EP 管中，依次加乙腈 100 μL，内标溶液（青蒿素储备液，200 ng/mL）50 μL，磷酸盐缓冲液（pH 7.4）200 μL，用涡旋振荡混合器混合，加提取溶剂乙醚 3 mL，涡旋振荡 10 min，在 3000 g 下离心 10 min，分离有机相，40℃氮气流下吹干。残留物加入 100 μL 流动相复溶，涡旋 3 min，取 10 μL 样品进行 LC-MS/MS 分析。

（四）血浆样品的测定

血浆样品测定按"血浆样品预处理"项下操作，每分析批建立一条标准曲线，为了验证批内准确度，应取一个分析批的定量下限（0.2 ng/mL）、低（1 ng/mL）、中（40 ng/mL）、高（90 ng/mL）四个浓度质控样品，每个浓度至少用 5 个样品。浓度水平覆盖标准曲线范围：定量下限，在不高于定量下限浓度 3 倍的低浓度质控样品，标准曲线范围中部附近的中浓度质控样品，以及标准曲线范围上限约 75% 处的高浓度质控样品。准确度均值一般应在质控样品示值的 ±15% 范围内，定量下限准确度应在示值的 ±20% 范围内，数据方可接受。

（五）数据处理

采用非隔室模型法计算药动学参数。达峰浓度（C_{max}）和达峰时间（T_{max}）为实测值。以半对数作图法，由消除相末 4 个浓度点计算消除速率常数 k，并根据 k 计算 $t_{1/2}$。采用梯形法计算 $AUC_{0\sim t}$，并以末端点的血药浓度除以 k，估算外推至无穷大的 $AUC_{t\sim\infty}$。由给药剂量除以 AUC 得出口服清除率（CL/F）。由口服给药组 $AUC_{0\sim t}$ 及静脉注射组 $AUC_{0\sim t}$ 计算双氢青蒿素在大鼠体内的绝对生物利用度（F）。

$$F=\frac{AUC_{0\sim t(口服给药)}}{AUC_{0\sim t(静脉给药)}}\times100\%$$

【注意事项】

1. 因血浆样品中药物浓度非常低，若实验环境中夹杂药物粉尘将影响血药浓度测定。应注意实验环境、用具等与药物粉末隔离，避免环境中残留的药物污染血浆样品，影响最终结果。

2. 血药浓度测定方法应严格按照《生物样品定量分析方法验证指导原则》进行。

【讨论与思考】

1. 药物在大鼠体内药动学实验设计需遵循什么原则？

2. 生物样品分析方法学验证包括哪些内容？

3. 结合本实验，谈谈临床前药动学研究在药物研发中有什么指导意义？

（郑雪花　吴文浩　周　毅　王　声　张素中）

实验十八　小檗碱的提取分离、片剂制备和体外抗菌试验

小檗碱是高等植物中分布较为广泛、具有明显生理活性的化合物，主要存在于黄连、黄柏等中药材中。黄连为毛茛科植物黄连 *Coptis chinensis* Franch.、三角叶黄连 *Coptis deltoidea* C. Y. Cheng et Hsiao 或云连 *Coptis teeta* Wall. 的干燥根茎。黄连含多种生物碱，主要为小檗碱，含量为 5% ~ 8%。小檗碱抗菌谱广，在体外对多种革兰氏阳性及阴性菌均具有抑制作用，其中对溶血性链球菌、金黄色葡萄球菌、霍乱弧菌、脑膜炎球菌、痢疾志贺氏菌、伤寒杆菌、白喉棒状杆菌等有较强的抑制作用。小檗碱的盐酸盐（俗称盐酸黄连素）已广泛用于治疗胃肠炎、细菌性痢疾等，对肺结核、猩红热、急性扁桃体炎和呼吸道感染也有一定疗效。

小檗红碱是小檗碱分子结构中 9 位甲氧基团转变为羟基后的衍生物，也是小檗碱的体内主要代谢产物，又名 9- 脱甲基小檗碱、9- 脱甲基黄连素等，具有较强的抗肿瘤、抗菌等作用。小檗红碱也是中药黄连中的有效成分，但含量很低，故从原药材提取分离与纯化较为困难，现在一般采用小檗碱脱甲基转化生成小檗红碱的方法来合成制备。

本实验共设计了 6 个内容，包括黄连的生药学鉴定，盐酸小檗碱的提取和分离，盐酸小檗红碱的合成，盐酸小檗碱及盐酸小檗红碱的含量测定，盐酸小檗碱片剂的制备和盐酸小檗碱的体外抗菌药效试验。在教学过程中，可根据实际情况采用。

第一节　黄连的生药学鉴定

【实验目的】

1. 掌握黄连的性状与显微特征。

2. 熟悉根茎类生药的鉴别要点。

【实验原理】　本实验参考《中国药典》2020 年版一部收载的黄连药材的质量标准，利用药用植物学和生药学知识，根据药材的性状特征、显微特征及理化特征，对黄连药材进行准确鉴定。

【仪器与材料】

1. 仪器　普通光学显微镜、紫外线灯、打粉机、薄层层析缸、点样毛细管、载玻片、盖玻片、硅胶 G 薄层板、量筒、移液管等。

2. 材料与试剂　待鉴定药材、水合氯醛、氯仿、环己烷、乙酸乙酯、异丙醇、三乙胺、甲醇、乙醇、盐酸、硫酸、五倍子酸、硝酸、浓氨试液、漂白粉、蒸馏水、黄连对照药材、盐酸小檗碱对照品等。

【实验内容与步骤】

（一）性状鉴定

1. 味连　多集聚成簇，常弯曲，形如鸡爪，单枝根茎长 3 ~ 6 cm，直径 0.3 ~ 0.8 cm。表面灰黄色或黄褐色，粗糙，有不规则结节状隆起、须根及须根残基，有的节间表面平滑如茎秆，习称"过桥"。上部多残留褐色鳞叶，顶端常留有残余的茎或叶柄。质硬，断面不整齐，皮部橙红色或暗棕色，木部鲜黄色或橙黄色，呈放射状排列，髓部有的中空。气微，味极苦。

2. 雅连　多为单枝，略呈圆柱形，微弯曲，长 4 ~ 8 cm，直径 0.5 ~ 1 cm。"过桥"较长。

顶端有少许残茎。

3. 云连 弯曲呈钩状，多为单枝，较细小。

（二）显微鉴定

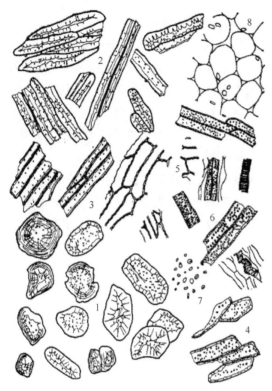

图 18-1 黄连的粉末特征
1. 石细胞；2. 韧皮纤维；3. 木纤维；4. 木薄壁细胞；5. 鳞叶表皮细胞；6. 导管；7. 淀粉粒；8. 草酸钙方晶

1. 味连 本品粉末棕黄色。石细胞鲜黄色，类圆形、类方形、类多角形或稍延长，直径 25～64 μm，细胞壁厚 9～28 μm。韧皮纤维鲜黄色，纺锤形或长梭形，直径 25～40 μm，细胞壁较厚，纹孔较稀。木纤维众多，鲜黄色，直径 10～13 μm，细胞壁具裂隙状纹孔。鳞叶表皮细胞绿黄色或黄棕色，略呈长方形，细胞壁微波状弯曲。导管主要为孔纹导管，少数为螺纹、网纹导管，直径 7～19 μm。淀粉粒长圆形、肾形、类球形或卵形，直径 1～10 μm，复粒少数由 2～4 个分粒复合而成。此外，有木栓组织、管胞、木薄壁细胞和细小草酸钙方晶等。粉末特征见图 18-1。

2. 雅连 与味连相似，但石细胞较味连多。

3. 云连 无石细胞，无韧皮纤维。

（三）理化鉴定

1. 紫外线灯检识 本品折断面在紫外线灯下显金黄色荧光，木质部尤为显著。

2. 漂白粉及五倍子酸反应 取本品粉末约 1 g，加乙醇 10 mL，加热至沸腾，放冷，滤过，取滤液 5 滴，加稀盐酸 1 mL 与漂白粉少量，即显樱红色；另取滤液 5 滴，加 5% 五倍子酸的乙醇溶液 2～3 滴，蒸干，趁热加硫酸数滴，即显深绿色。

3. 盐酸或硝酸反应 取本品粉末或切片，加稀盐酸或 30% 硝酸 1 滴，片刻后镜检，可见黄色针状结晶簇，加热后结晶显红色并消失。

4. 薄层色谱检识 取本品粉末约 0.25 g，加甲醇 25 mL，超声处理 30 min，滤过，取滤液作为样品溶液。另取黄连对照药材 0.25 g，同法制成对照药材溶液。再取盐酸小檗碱对照品，加甲醇制成每 1 mL 含 0.5 mg 的溶液，作为对照品溶液。吸取上述 3 种溶液各 1 μL，分别点于同一硅胶 G 薄层板上，以环己烷 - 乙酸乙酯 - 异丙醇 - 甲醇 - 水 - 三乙胺（3∶3.5∶1∶1.5∶0.5∶1）为展开剂，置于用浓氨试液预饱和 20 min 的展开缸内，展开，取出，晾干，置紫外线灯（365 nm）下检视。供试品色谱中，在与对照药材色谱相应的位置上，显 4 个以上相同颜色的荧光斑点；对照品色谱相应的位置上，显相同颜色的荧光斑点。

【注意事项】

1. 观察淀粉粒时用水装片。

2. 薄层色谱点样时，点样的原点不宜过大，一般直径在 3 mm 以内。

【讨论与思考】

1. 理化鉴定 2 项和 3 项下检查的是黄连含有的何种化合物？

2. 黄连的显微鉴别要点有哪些？

第二节　盐酸小檗碱的提取和分离

【实验目的】

1. 掌握从黄连中提取盐酸小檗碱的原理和方法。

2. 掌握超声提取法、盐析法、结晶法的基本操作方法。

3. 熟悉盐酸小檗碱的化学性质和鉴定方法。

【实验原理】　黄连的根茎含多种生物碱，主要为小檗碱（黄连素，图 18-2）、黄连碱、甲基黄连碱、掌叶防己碱、药根碱、木兰碱等，以小檗碱的含量最高，为 5% ~ 8%。本实验根据小檗碱的硫酸盐在水中溶解度大的性质，用稀硫酸水溶液从植物原料中提取小檗碱，再利用其盐酸盐难溶于水及盐析作用，加过量的氯离子使其硫酸盐转变为盐酸盐而析出进行精制。

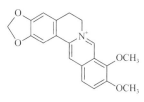

图 18-2　小檗碱的化学结构

【仪器与材料】

1. 仪器　烘箱、旋转蒸发器、紫外线灯、圆底烧瓶、烧杯、量筒、冷凝管、锥形瓶、抽滤瓶、布氏漏斗、硅胶 G 薄层板、打粉机等。

2. 材料与试剂　黄连药材、乙醇、硫酸、石灰乳、浓盐酸、丙酮、乙酸乙酯、异丙醇、甲醇、浓氨水、1% 氢氧化钠溶液、氯化钠、蒸馏水、浓硝酸、漂白粉、苯、盐酸小檗碱对照品等。

【实验内容与步骤】

（一）盐酸小檗碱的提取

称取黄连药材粗粉约 20 g，加 0.2% 硫酸溶液 150 mL，超声提取 30 min，过滤，滤渣再加 0.2% 硫酸溶液 100 mL，超声提取 30 min，合并两次滤液。滤液加石灰乳调 pH 至 10，抽滤。抽滤液滴加浓盐酸，调 pH 至 2 ~ 3，并加氯化钠至盐度为 10%（m/V），搅拌使完全溶解，放置过夜，析出沉淀。抽滤，得盐酸小檗碱粗品，称重，计算粗品得率。

（二）盐酸小檗碱的精制

将盐酸小檗碱粗品放入盛有约 25 倍量蒸馏水的烧杯中，加热溶解，趁热抽滤。滤液滴加浓盐酸，调 pH 至 2 ~ 3，冷却，析出沉淀。过滤，水洗，80℃干燥，得盐酸小檗碱精制品，称重，计算精制品得率。

提取与精制流程图见图 18-3。

（三）检识反应

1. 浓硝酸或漂白粉试验　取自制盐酸小檗碱少许，加 4 mL 稀硫酸溶解，分置于两支试管中。一支试管滴加浓硝酸数滴，另一支试管加少许漂白粉，观察颜色。

2. 丙酮试验　取自制盐酸小檗碱约 50 mg，加蒸馏水 5 mL 缓缓加热溶解后，加 1% 氢氧化钠溶液 2 滴，观察颜色。溶液放冷后，加丙酮 4 滴振摇，观察现象。

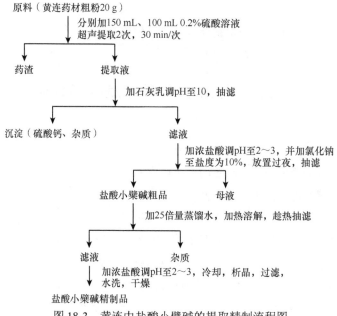

图 18-3 黄连中盐酸小檗碱的提取精制流程图

3. 薄层色谱检识 取少量自制盐酸小檗碱，加乙醇溶解，作为样品溶液。另以盐酸小檗碱对照品，加乙醇制成每 1 mL 含 1 mg 的对照溶液。吸取样品溶液 1 ~ 2 μL，对照溶液 5 μL，分别点于同一硅胶 G 薄层板上，以苯 - 乙酸乙酯 - 异丙醇 - 甲醇 - 浓氨水（6∶3∶1.5∶1.5∶0.5）展开，取出，晾干。自然光或紫外线灯（365 nm）下检视。样品色谱中，在与对照品色谱相应的位置上，显相同颜色的斑点。

【注意事项】

1. 氯化钠的用量不宜过少，否则盐析效果不好，产量过低。

2. 精制时，要趁热滤过，防止盐酸小檗碱在过滤时析出，使过滤困难，收率降低。

【讨论与思考】

1. 生物碱常用的沉淀试剂有哪些？

2. 怎样从黄连中提取分离盐酸小檗碱？原理是什么？为什么加石灰乳？

第三节 盐酸小檗红碱的合成

【实验目的】

1. 通过小檗红碱的制备，掌握路易斯酸去甲基化反应的基本操作。

2. 通过本实验了解路易斯酸对芳香甲醚去甲基化反应的反应原理。

【实验原理】 合成路线如图 18-4 所示。

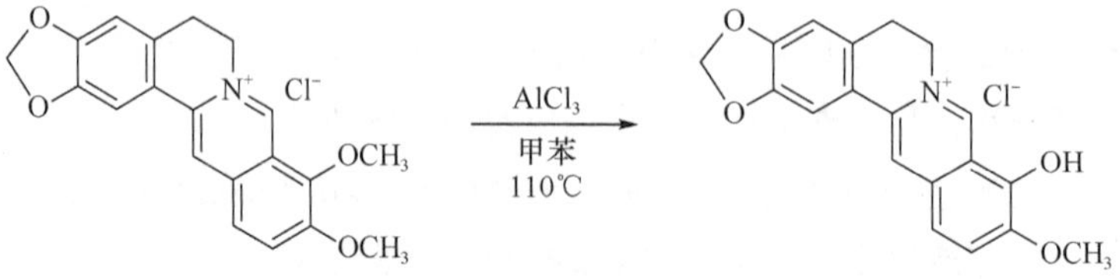

图 18-4 小檗红碱的合成路线

【仪器与材料】

1. 仪器 磁力加热搅拌器、圆底烧瓶、球形冷凝管、恒压滴液漏斗、烧杯、锥形瓶、漏斗、布氏漏斗、玻璃棒、温度计、硅胶 G 薄层板等。

2. 材料与试剂 小檗碱、三氯化铝、甲苯、饱和食盐水、柱层析硅胶（200 ~ 300 目）等。

【实验内容与步骤】

（一）小檗红碱的合成

称取 1.50 g 小檗碱溶于 60 mL 甲苯中，加入 2.00 g 无水三氯化铝，110℃加热下回流反应 9 h，TLC 监测反应完毕后冷却至室温，滤去不溶性固体后，减压除去溶剂甲苯，得到小檗红碱粗产品。

（二）精制及结构确证

小檗红碱粗产品经硅胶柱层析纯化（氯仿：甲醇 =9：1），得到酒红色固体，产率约为 72%。

本品可以通过红外吸收光谱、核磁共振波谱、对照品薄层层析试验予以结构确证。

【注意事项】 甲苯需要预先用分子筛或氢化钙干燥 12 h 以上。

【讨论与思考】

1. 使用路易斯酸在操作上应注意哪些事项？

2. 为什么所用溶剂甲苯需要预先干燥？

第四节　盐酸小檗碱及盐酸小檗红碱的含量测定

【实验目的】

1. 掌握高效液相色谱法测定药物含量的原理与计算方法。

2. 熟悉高效液相色谱仪的工作原理、仪器构造和操作方法。

【实验原理】 盐酸小檗碱及盐酸小檗红碱分子结构中均含有苯环，具有紫外吸收光谱特征。因此，根据《中国药典》2020 年版二部标准，盐酸小檗碱采用容量法进行原料药的含量测定，盐酸小檗红碱采用高效液相色谱法进行原料药的含量测定。

【仪器与材料】

1. 仪器 高效液相色谱仪、液相色谱柱、分析天平（万分之一）、布氏漏斗、抽滤瓶、容量瓶、量筒、烧杯、滤纸、具塞锥形瓶、移液管、称量纸、试管、胶头滴管等。

2. 材料与试剂 盐酸小檗碱（自制）、盐酸小红碱（自制）、重铬酸钾滴定液、盐酸、硫代硫酸钠滴定液、淀粉指示液、磷酸二氢钾、庚烷磺酸钠、甲醇（色谱纯）、乙腈（色谱纯）、蒸馏水、碘化钾、三乙胺、磷酸、盐酸小檗碱对照品、盐酸小檗红碱对照品等。

【实验内容与步骤】

（一）盐酸小檗碱的含量测定

取本品约 0.3 g，精密称定，置烧杯中，加沸水 150 mL 使溶解，放冷，移置 250 mL 容量瓶中，精密加重铬酸钾滴定液（0.01667 mol/L）50 mL，加蒸馏水稀释至刻度，振摇 5 min，用干燥滤纸滤过，精密量取续滤液 100 mL，置 250 mL 具塞锥形瓶中，加碘化钾 2 g，振摇使溶解，加盐酸（1→2）10 mL，密塞，摇匀，在暗处放置 10 min，用硫代硫酸钠滴定液（0.1 mol/L）滴定，至近终点时，加淀粉指示液 2 mL，继续滴定至蓝色消失，溶液显亮绿色，并将滴定的结果用空白试验校正。每 1 mL 重铬酸钾滴定液（0.01667 mol/L）相当于 12.39 mg 的 $C_{20}H_{18}ClNO_4$。

（二）小檗红碱的含量测定

1. 色谱条件　用十八烷基硅烷键合硅胶为填充剂；以磷酸盐缓冲液 [0.05 mol/L 磷酸二氢钾溶液和 0.05 mol/L 庚烷磺酸钠溶液（1∶1），含 0.2% 三乙胺，并用磷酸调节 pH 至 3.0] - 乙腈（60∶40）为流动相；检测波长为 263 nm；进样体积 10 μL。理论塔板数按盐酸小檗红碱峰计算不低于 3000，盐酸小檗红碱峰与相邻杂质峰间的分离度应符合要求。

2. 含量测定　取本品适量，精密称定，用流动相溶解并定量稀释制成每 1 mL 中含 40 μg 的溶液，精密量取 10 μL，注入高效液相色谱仪，记录色谱图；另取盐酸小檗红碱对照品，同法测定。按外标法以峰面积计算，即得。

【注意事项】

1. 高效液相色谱法测定时，流动相在使用之前必须经过超声波脱气处理。

2. 高效液相色谱法的含量计算公式的应用。

【讨论与思考】

1. 什么是系统适用性试验？为何要进行系统适用性试验？

2. 什么是外标法？如何应用外标法进行定量？

第五节　盐酸小檗碱片剂的制备

【实验目的】

1. 掌握盐酸小檗碱湿法制粒压片的制备工艺。

2. 掌握盐酸小檗碱片剂的质量检测方法。

【实验原理】　湿法制粒时加入适量的黏合剂或湿润剂制备软材，软材的干湿程度对片剂的质量影响较大。在实验中一般凭经验掌握，即以"握之成团，轻压即散"为度。软材通过筛网制得的颗粒一般要求较完整，如果颗粒中含细粉过多，说明黏合剂用量过少；若呈线条状，则说明黏合剂用量过多。这两种情况制成的颗粒烘干后，往往出现颗粒太松或太硬的现象，都不符合压片的要求。制好的湿颗粒应尽快干燥，干燥的温度由物料的性质决定，一般为 50～60℃，对湿热稳定者，干燥温度可适度提高。湿颗粒干燥后，需过筛整粒以便将粘连的颗粒分散开，同时加入润滑剂和需外加法加入的崩解剂并与颗粒混匀。整粒用筛的孔径与制粒时所用筛的孔径相同或略小。

【仪器与材料】

1. 仪器　高效液相色谱仪、紫外 - 可见分光光度计、分析天平、电子天平、压片机、制粒与整粒用筛网、电热干燥箱、溶出度试验仪、硬度测定仪、崩解仪、脆碎度仪、容量瓶等。

2. 材料与试剂

原料药：盐酸小檗碱。

辅料：淀粉、羧甲基淀粉钠、硬脂酸镁、聚山梨酯 80、95% 乙醇等。

试剂：乙腈（色谱纯）、乙酸、三乙胺、甲醇、蒸馏水、磷酸二氢钾、庚烷酸钠、三乙胺、磷酸等。

【实验内容与步骤】

（一）处方

盐酸小檗碱	100 g
淀粉	44 g
聚山梨酯 80	1.5 mL
95% 乙醇	26 g
羧甲基淀粉钠	1.4 g
硬脂酸镁	1 g
共制成	100 片

（二）制备

1. 润湿剂的制备　将蒸馏水加入处方量的 95% 乙醇中搅拌均匀后制得 80% 乙醇，将处方量的聚山梨酯 80 加入 80% 乙醇中，搅拌均匀。

2. 湿颗粒的制备　将处方量的盐酸小檗碱过 100 目筛，加淀粉 44 g，混匀，加入润湿剂制软材，过 18 目筛制粒，60℃干燥，将干颗粒过 18 目筛整粒，整粒的颗粒与硬脂酸镁、羧甲基淀粉钠混匀。

3. 压片　片剂规格 Φ9 mm，压片压力 80 ～ 120 MPa，或将片剂的硬度控制在 50 N 以上。

（三）质量检查

1. 硬度检查法　采用硬度测定仪进行测定。方法如下：将药片径向固定在两横杆之间，其中的活动柱杆借助弹簧沿水平方向对片剂径向加压，当片剂破碎时，活动柱杆的弹簧停止加压，仪器刻度盘所指示的压力即为药片的硬度。测定 3 ～ 6 片，取平均值，结果列于表 18-1。

2. 崩解时间检查法　应用崩解仪进行测定。采用吊篮法，方法如下：取药片 6 片，分别置于吊篮的玻璃管中，每管各加一片，开动仪器使吊篮浸入 37℃ ±1.0℃的水中，按一定的频率（30 ～ 32 次 / 分）和幅度（55 mm±2 mm）往复运动。从片剂置于玻璃管开始计时，至片剂破碎并全部固体粒子都通过玻璃管底部的筛网（Φ2 mm）为止，该时间即为该片剂的崩解时间，应符合规定崩解时限（一般压制片为 15 min）。如有 1 片不符合要求，应另取 6 片复试，均应符合规定。结果列于表 18-1。

3. 重量差异检查法　取药片 20 片，精密称定总重量，求得平均片重后，再分别精密称定各片的重量。每片重量与平均片重相比较（凡无含量测定的片剂，每片重量应与标示片重比较）超出重量差异限度的药片不得多于 2 片，并不得有 1 片超出限度 1 倍，结果列于表 18-2。

4. 脆碎度检查法　取药片，按《中国药典》2020 年版四部通则 0923 项下检查法，置脆碎度仪中检查，记录检查结果。检查方法及规定如下：片重为 0.65 g 或以下者取若干片，使其总重量约为 6.5 g；片重大于 0.65 g 者取 10 片。用吹风机吹去脱落的粉末，精密称重，置圆筒中，转动 100 次。取出，同法除去粉末，精密称重，减失重量不得过 1%，且不得检出断裂、龟裂及粉碎的片。结果列于表 18-3。

5. 含量测定

（1）样品处理：取本品 20 片，研细，精密称取适量（约相当于盐酸小檗碱 100 mg），置 100 mL 容量瓶中，加水稀释至约 80 mL，振摇，使其溶解，用水稀释至刻度，摇匀。其值处于标示量的 95% ～ 105%。

（2）高效液相色谱法色谱条件：安捷伦 Eclipse XDB-C$_{18}$ 色谱柱（4.6 mm×250 mm，5 μm）；流动相：磷酸盐缓冲液 [0.05 mol/L 磷酸二氢钾和 0.05 mol/L 庚烷酸钠（1∶1），含 0.2% 三乙胺，并用磷酸调节 pH 至 3.0] - 乙腈（60∶40）；检测波长：263 nm；流速：0.8 mL/min；室温：25℃；理论塔板数不低于 3000。

（3）测定法：精密量取供试品溶液与对照品溶液各 10 μl，分别注入高效液相色谱仪，记录色谱图。按外标法以峰面积计算本品含量。

6. 溶出度测定 三批中试样品，照溶出度测定法（《中国药典》2020 年版四部通则 0931 第三法）操作，在 0 min、10 min、15 min、25 min、30 min、35 min 取样 5 mL（同时补充介质 5 mL），摇匀，经 0.45 μm 微孔滤膜滤过，取续滤液作为供试品溶液（同"含量测定"色谱条件）。计算，即得。溶出量均不得低于"含量测定"项下的测定值的 70%，应符合规定。

（四）实验结果

盐酸小檗碱片剂的制备——片剂质量的考察结果，见表 18-1 ～ 表 18-3。

表 18-1 外观、硬度、抗张强度以及崩解时间的测定结果

编号	外观	直径（mm）×厚度（mm）	硬度（N）	抗张强度（MPa）	崩解时间（min）
1					
2					
3					
4					
5					
6					
平均					

表 18-2 重量差异的测定结果

编号	片重（mg）	编号	片重（mg）	编号	片重（mg）
1		8		15	
2		9		16	
3		10		17	
4		11		18	
5		12		19	
6		13		20	
7		14			

平均片重（mg）

RSD

表 18-3　片剂脆碎度的测定结果

批号	片数	试验前重量（g）	试验后重量（g）	脆碎度（%）
1				
2				
3				

【注意事项】

1. 将润滑剂混合均匀。

2. 软材制备是湿法制粒的关键。

【讨论与思考】

1. 制备中药浸膏片与制备化学药片有什么不同？

2. 粉末直接压片和制粒压片在辅料选择方面有哪些不同？

第六节　盐酸小檗碱的体外抗菌药效试验

【实验目的】

1. 熟悉体外抗菌试验操作技术。

2. 掌握药物抗菌能力体外测定的常用方法及其用途。

【实验原理】　体外抗菌试验，又称药敏试验。各种病原菌对抗菌药物的敏感性不同，同种细菌的不同菌株对同一药物的敏感性也有差异，因此检测细菌对抗菌药物的敏感性，可筛选最有疗效的药物，药敏试验对控制细菌性传染病的流行至关重要。药敏试验的方法很多，普遍使用的有滤纸片扩散（Kirby-Bauer Dice diffusion）试验、最低抑菌浓度（minimum inhibitory concentration，MIC）试验和最低杀菌浓度（minimum bactericidal concentration，MBC）试验。本实验采用美国临床实验室标准化委员会（NCCLS）推荐的微量稀释法。

琼脂渗透法是根据药物能够渗透至琼脂培养基的性质，将实验菌混入琼脂培养基后倾注成平板，或将实验菌均匀涂于琼脂平板的表面，然后将药物置于已含实验菌的琼脂平板上。经适宜温度培养，观察药物的抑菌能力。通过浓度系列稀释法把药物稀释成不同的系列浓度，混入培养基内，加入一定量的实验菌，经适宜温度培养后观察结果，求得药物的 MIC。

【仪器与材料】

1. 仪器　生物安全柜、高压灭菌锅、生化培养箱、超净工作台、酶标仪、无菌一次性过滤器、电子天平、无菌 96 孔培养板、无菌吸管、无菌试管、比浊管等。

2. 材料与试剂

药品及试剂：MH（B）肉汤、营养琼脂、庆大霉素、盐酸小檗碱、酚酞片、蒸馏水、液体培养基、活性炭、阿拉伯树胶粉等。

实验菌种：金黄色葡萄球菌耐甲氧西林株 M1233、金黄色葡萄球菌耐甲氧西林株 M1805、金黄色葡萄球菌 ATCC25925、大肠杆菌 ATCC25922、肺炎克雷伯菌 ATCC13883、鼠伤寒沙门菌 ATCC14028、蜡样芽孢杆菌 ATCC63303、粪肠球菌 ATCC29212、藤黄微球菌 ATCC10240、铜绿假单胞菌 ATCC27853 等。

所用细菌应包括主要致病菌。革兰氏阴性杆菌包括流感杆菌、肠杆菌科细菌 8～10 种，铜绿假单胞菌与其他假单胞菌属及不动杆菌属等，消化球菌、厌氧菌包括脆弱类杆菌和消化链球菌等。革兰氏阴性球菌如淋球菌等。革兰氏阳性球菌包括金黄色葡萄球菌（产酶与不产酶菌株）、链球菌、葡萄球菌、肠球菌等。对临床应用有代表性的菌株数量，创新药应不小于 1000 株。其他类新药根据新药抗菌谱宽窄可作 200～500 株。试验时应包括有国际公认质控菌株（如黄金色葡萄球菌 ATCC25925、大肠杆菌 ATCC25922 和铜绿假单胞菌 ATCC27853 等）。

【实验内容与步骤】

（一）细菌固体培养基制备

称取 33 g 营养琼脂，加入 1000 mL 蒸馏水，搅拌并加热至溶解，于 121℃高压灭菌 15 min；待溶液放冷至 50～60℃后取出，在无菌条件下，倒入无菌培养皿中，凝固后置于超净工作台中，用紫外线灯照射 15 min 灭菌后，用保鲜膜包好放入冰箱 4℃保存。

（二）细菌液体培养基制备

称取 MH（B）肉汤粉 21 g，加 1000 mL 蒸馏水，加热搅拌至溶解后，于 121℃温度下灭菌 20 min，备用。

（三）实验菌液制备

上述各细菌于 37℃条件下，在营养琼脂中培养 24 h 后，用比浊管将菌液浓度调整为 1×10^6 CFU/mL 备用。

（四）试药配制

试验样品与阳性对照药品均采用称重法求出效价，再按稀释比例折算出实际效价。所试药物用磷酸盐缓冲液或灭菌注射用水溶解，配制成溶液。少数难溶药物可采用少量助溶剂助溶，再用磷酸盐缓冲液或灭菌注射用水稀释至所需浓度。

（五）体外抗菌实验

采用微量稀释法，在 96 孔板中每孔加入液体培养基 100 μL，然后在第 1 行中加入 100 μL 浓度为 100 mg/mL 的药液，按二倍稀释法梯度稀释至第 6 行，得到 2、4、8、16、32、64 倍稀释药物梯度。第 7 行为阳性对照，加入庆大霉素 10 μL；第 8 行作为阴性对照，直接加入实验菌液 10 μL。同时设立药物相应的稀释梯度和培养基空白作为空白对照。分别加入各菌液 10 μL，每个细菌重复 3 次，在 37℃条件下培养 24 h，用酶标仪测定培养板 600 nm 波长下 OD 值，结合细菌生长情况，观察盐酸小檗碱对各细菌的 MIC。实验结果记录于表 18-4。

表 18-4　盐酸小檗碱的体外抗菌活性

菌种	n	药物浓度（mg/mL）						稀释倍数	MIC
		100	50	25	12.5	6.25	……		
菌株 1	3								
菌株 2	3								
……	3								

【注意事项】

1. 实验中所用试管、吸管、棉签、镊子、纸片及各种药液配制均应无菌，并按照生物实验常规进行操作。

2. 每稀释一种浓度换一支吸管，较一支吸管稀释到底准确些。

3. 一般认为幼龄菌较敏感，所以多用细菌的 6 h 培养液。

【讨论与思考】

1. 用微量稀释法测定药物的 MIC 时，主要有哪些因素影响实验结果？

2. 如药物是一种脂溶性或不太溶于水的物质，是否也可以测定其 MIC？如可以，如何进行？

3. 体外筛选具有抗菌作用的药物能否直接应用于临床？为什么？

（郑雪花 吴文浩 周 毅 王 声 郑国栋）

实验十九　葛根素的提取分离、结构修饰及制剂与活性评价

葛根是传统中药，有解肌退热、透疹、生津止渴、升阳止泻之功效。常用于表证发热，项背强痛，麻疹不透，热病口渴，阴虚消渴，热泻热痢，脾虚泄泻。

葛根的主要成分是黄酮类化合物，这些化合物具有一定的抗氧化作用，此外，还具有抗癌作用和预防心血管疾病等功能。本实验共设计了 6 个内容，包括葛根的生药学鉴定，葛根素的提取分离与鉴定，四乙酰葛根素的合成，四乙酰葛根素的含量测定，葛根素注射剂的制备及质量评价，葛根素对氧自由基的清除和抗氧化性损伤作用研究。

通过这些试验，希望学生能够对于药物研究有更加全面的了解，包括中药材的鉴定、有效成分的提取、结构修饰、制剂的制备及评价、药效评价等。

第一节　葛根的生药学鉴定

【实验目的】

1. 掌握葛根的性状与显微特征。

2. 熟悉根类药材的鉴别要点。

【实验原理】　葛根为豆科植物野葛 *Pueraria lobata* (Willd.) Ohwi 的干燥根，习称野葛。本实验参考《中国药典》2020 年版一部收载的葛根药材的质量标准，根据药材的性状特征、显微特征及理化特征，对葛根药材进行准确鉴定。

【仪器与材料】

1. 仪器　普通光学显微镜、超声波提取器、紫外线灯、打粉机、薄层层析缸、点样毛细管、载玻片、盖玻片、硅胶 G 薄层板等。

2. 材料与试剂　待鉴定药材、水合氯醛、甲醇、三氯甲烷、蒸馏水、葛根素对照品等。

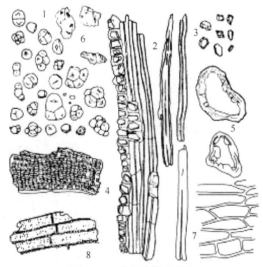

图 19-1　葛根的粉末特征

1. 淀粉粒；2. 纤维及晶纤维；3. 草酸钙方晶；4. 导管；5. 石细胞；
6. 色素块；7. 木栓细胞；8. 木薄壁细胞

【实验内容与步骤】

（一）性状鉴定

本品呈纵切的长方形厚片或小方块，长 5 ～ 35 cm，厚 0.5 ～ 1 cm。外皮淡棕色至棕色，有纵皱纹，粗糙。切面黄白色至淡黄棕色，有的纹理明显。质韧，纤维性强。气微，味微甜。

（二）显微鉴定

本品粉末淡棕色。淀粉粒单粒球形，直径 3 ～ 37 μm，脐点点状、裂缝状或星状；复粒由 2 ～ 10 分粒组成。纤维多成束，壁厚，木化，周围细胞大多含草酸钙方晶，形成晶纤维，含晶细胞壁木化增厚。石细胞少见，类圆形或多角形，直径 38 ～ 70 μm。孔纹导管较大，纹孔六角形或椭圆形，排列极为紧密。粉末特征见图 19-1。

（三）理化鉴定

取待鉴定药材粉末 0.8 g，加甲醇 10 mL，超声提取 30 min，滤过，滤液蒸干，残渣加甲醇 0.5 mL 使溶解，作为供试品溶液。另取葛根素对照品，加甲醇制成每 1 mL 含 1 mg 的溶液，作为对照品溶液。照薄层色谱法（《中国药典》四部通则 0502）试验，吸取上述两种溶液各 10 μL，分别点于同一硅胶 G 薄层板上，以三氯甲烷 - 甲醇 - 水（7∶2.5∶0.25）为展开剂，展开，取出，晾干，置紫外线灯（365 nm）下检视。供试品色谱中，在与对照品色谱相应的位置上，显相同颜色的荧光条斑。

【注意事项】

1. 粉末鉴定观察淀粉粒时，注意用水装片观察。

2. 注意区分嵌晶纤维和晶纤维（晶鞘纤维）。

【讨论与思考】

1. 导管的类型有哪些？

2. 纤维的类型有哪些，各有什么特点？

第二节　葛根素的提取分离与鉴定

【实验目的】

1. 掌握异黄酮类化合物的性质，学习异黄酮类化合物的波谱解析法。

2. 学习柱色谱法。

【实验原理】　葛根素提自于葛根，为中医常用祛风解表药，主要用于表症发热无汗、头痛颈强及斑疹不透等症。葛根乙醇浸膏片与葛根素用于治疗伴有头痛颈强的高血压、心绞痛及突发性耳聋等症，疗效显著。

葛根中主要成分为黄酮类化合物。所含非黄酮类成分有芳香族化合物、香豆素类、甾萜类、三萜皂苷及蔗糖等。从葛根中分离出的异黄酮类化合物列于表 19-1 及图 19-2。

表 19-1　葛根的代表性化合物的理化性质

中、英文名称	性状	熔点（℃）	旋光 $[\alpha]_D^{20}$	分子式	溶解性
葛根素（puerarin）	白色针状结晶（甲醇 - 乙酸）	203～205	+18.14°（甲醇）	$C_{21}H_{20}O_9$	溶于热水、乙醇，不溶于乙酸乙酯
大豆素（daidzein）	白色针状结晶（甲醇 - 水）	320		$C_{15}H_{10}O_4$	溶于热甲醇、乙醇、丙酮，不溶于热水、三氯甲烷
大豆苷（daidzin）	白色针状结晶（水）	221～222	−42°（0.06% NaOH）	$C_{21}H_{20}O_9$	溶于热水、甲醇、乙醇、丙酮，不溶于三氯甲烷、苯
大豆素 -4',7- 二葡萄糖苷（daidzein-4',7-diglucoside）	白色针状结晶（85% 乙醇）	241		$C_{27}H_{30}O_{14}$	

葛根素的光谱数据：

UV：λ_{max}^{EtOH} nm(logε), 248(4.51), 305(4.02, sh)

IR：υ_{max}^{KBr} cm^{-1}, 3226, 1626, 1587, 1515, 1445

葛根素的乙酰化物：熔点为 120～122℃

MS：m/e, 668(M$^+$), 626, 584, 524, 482, 404, 362, 267, 149, 118。

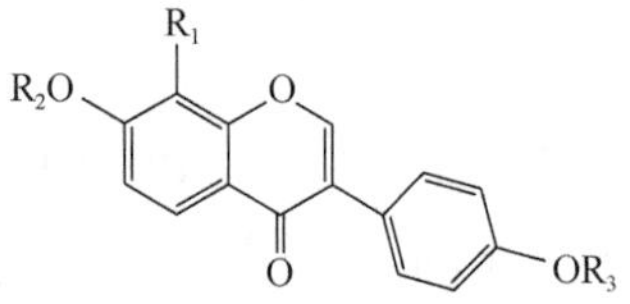

大豆素：$R_1=R_2=R_3=H$
大豆苷：$R_1=R_2=H$　$R_3=$吡喃葡萄糖
葛根素：$R_2=R_3=H$　$R_1=$吡喃葡萄糖
大豆素-4',7-二葡萄糖苷：$R_1=H$　$R_2=R_3=$葡萄糖

图 19-2　葛根中的主要黄酮类化合物

^{1}H-NMR：$\delta^{\,ppm}$

8.10(s，1H)	7.13(d，2H，$J=9$)
8.13(d，1H，$J=10$)	2.32，2.45(均 s，3H)
7.16(d，1H，$J=10$)	1.76，2.05，2.05，2.09(均 s，3H)
7.54(d，2H，$J=9$)	

【仪器与材料】

1. 仪器　紫外分光光度计、紫外线灯、红外光谱仪、电热套、球形冷凝管、圆底烧瓶、蒸发皿、水浴锅、硅胶 GF$_{254}$ 薄层板、柱色谱硅胶、真空干燥箱等。

2. 材料与试剂　葛根、乙醇、丙酮、冰醋酸、三氯甲烷、甲醇、5% Na$_2$CO$_3$ 溶液、FeCl$_3$-K$_3$Fe(CN)$_6$ 显色剂、葛根素标准品等。

【实验内容与步骤】

（一）葛根素的提取与精制

称取葛根粗粉 150 g，加 4 倍量 95% 乙醇，回流提取 1 h，倒出上清液，再回流提取一次。合并提取液，提取液减压回收乙醇至原体积的 1/3，放置过夜，过滤除去沉淀物。将滤液回收乙醇至无醇味后，置于蒸发皿中，于水浴上挥发干试剂，将残渣研细，100℃烘烤 2 h 得葛根总黄酮提取物。加入所得固体 6 倍量的无水乙醇，加热溶解，放冷，滤去沉淀。滤液回收乙醇至原体积 1/3 量，于冰箱内放置过夜，次日过滤除去沉淀。向滤液中加入等量冰醋酸。放置待结晶完全析出后，过滤，收集葛根素粗品。

在葛根素粗品中加 3～5 倍量无水乙醇，加热溶解，放冷过滤。将滤液回收溶剂至原体积 1/3～1/2 量后，加等量冰醋酸放置，使析晶完全。过滤，用少量丙酮 - 冰醋酸（1∶1）混合溶剂洗涤结晶，自然干燥，得葛根素精品。

（二）葛根素的分离

称 200 mg 葛根素精品，用 1～2 mL 无水乙醇溶解，用 500 mg 100～200 目柱色谱硅胶吸附，挥发干溶剂，待用。称取 100～200 目柱色谱硅胶 30 g 干法装柱，干法上样，用三氯甲烷 - 甲醇（5∶1）为洗脱剂进行柱层析。每 100 mL 为 1 流分。所用洗脱剂总体积约为 350 mL，用聚酰胺 TLC 检测（具体条件见鉴定部分），将含葛根素单一色点的流分合并，回收溶剂至干，加入少量无水乙醇溶解，然后加入等量冰醋酸，放置析晶，过滤得葛根素纯品，60℃真空干燥。

（三）葛根素的鉴定

1. 色谱鉴定

（1）纸色谱法：展开剂为 5% Na$_2$CO$_3$ 水溶液。

（2）硅胶 GF$_{254}$ 薄层色谱：展开剂为三氯甲烷 - 甲醇（5∶1）。

（3）聚酰胺 TLC：展开剂为①三氯甲烷 - 甲醇（9∶1）；②50% 乙醇。

样品：葛根素标准品、纯品、精品、粗品。

显色：① FeCl$_3$-K$_3$Fe(CN)$_6$ 显色剂；② 365 nm 紫外线灯下观察。

2. 光谱鉴定　测定葛根素的紫外、红外吸收光谱及葛根素乙酰化物的质谱和核磁共振氢谱（^{1}H-NMR）。

【注意事项】

1. 本次实验涵盖了较多的内容，是一个连续性的实验，提取所得到的葛根素要注意保存，留待后面的实验。

2. 本实验使用了较多的有机溶剂，注意尽量在通风橱中操作。

【讨论与思考】

1. 葛根素与一般黄酮类化合物性质有哪些异同，为什么？

2. 柱色谱法有哪些特点？

3. 分析葛根素的光谱数据。

第三节 四乙酰葛根素的合成

【实验目的】

1. 通过四乙酰葛根素的制备，掌握酯化反应和重结晶的基本操作。

2. 熟悉酸酐与醇、酚反应生成酯的反应原理。

3. 了解利用酚羟基酯与醇羟基酯在稳定性上的差异进行选择性水解的原理。

【实验原理】 葛根素（puerarin）是从葛根中提取的活性物质，在防治冠心病、心肌梗死、心律失常等心血管疾病方面具有广阔的应用前景。但葛根素由于溶解性差、生物利用度低等方面缺陷限制了其在临床上的应用。四乙酰葛根素是综合效用最好的葛根素衍生物，化学名为: (2*S*,4*R*,5*R*,6*R*)-2-(乙酰氧甲基)-6-[7- 羟基 -3-(4- 羟基苯基)-4- 氧代 -4*H*- 苯并吡喃 -8- 基] 四氢 -2*H*- 吡喃 -3,4,5-三羟基三乙酸酯（图 19-3）。该衍生物与葛根素相比，具有溶解性好、吸收率高、生物利用度高等方面的优点。其合成路线见图 19-4。

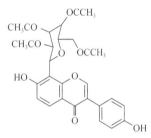

图 19-3 四乙酰葛根素的结构式

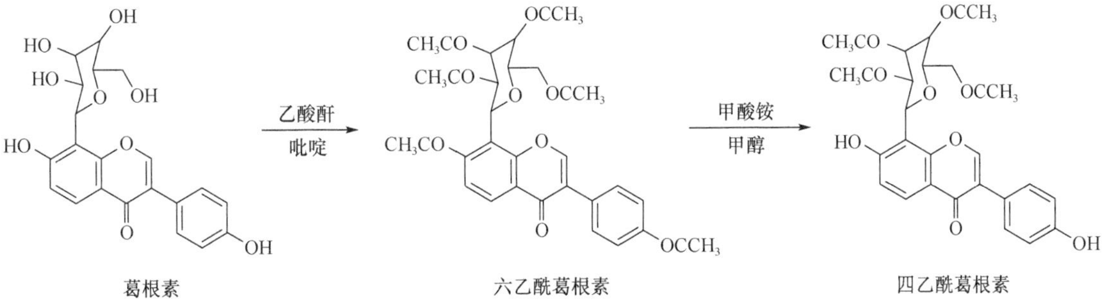

葛根素 → 六乙酰葛根素 → 四乙酰葛根素

图 19-4 四乙酰葛根素的合成路线

【仪器与材料】

1. 仪器 磁力加热搅拌器、圆底烧瓶、球形冷凝管、恒压滴液漏斗、烧杯、锥形瓶、漏斗、布氏漏斗、玻璃棒、温度计、薄层层析板等。

2. 材料与试剂 葛根素、乙酸酐、吡啶、甲酸铵、甲醇、丙酮、饱和食盐水、乙酸乙酯、乙醇、蒸馏水等。

【实验内容与步骤】

（一）六乙酰葛根素的合成（酯化）

称取 10.00 g 葛根素，溶于 120 mL 的吡啶中，加入 40 mL 的乙酸酐后，室温下搅拌反应 1 h，待反应完毕后，在搅拌条件下将反应混合物缓缓倒入 1 L 的冰水中，有大量白色固体析出，待固体析出完毕后过滤，固体经蒸馏水洗涤、干燥后得到六乙酰葛根素粗产品，用丙酮重结晶后得到纯品，产率约为 90%。

（二）四乙酰葛根素的合成（水解）

在 500 mL 的圆底烧瓶中，加入 10.00 g 六乙酰葛根素、24.00 g 甲酸铵和 200 mL 甲醇，搅拌下回流反应 1.5 h，TLC 监测反应完毕后，冷却至室温，减压浓缩除去甲醇后，浓缩物溶于 150 mL 的乙酸乙酯中，滤去不溶性固体后，粗产品溶液用饱和食盐水洗涤并用无水硫酸钠干燥，经真空浓缩后得到四乙酰葛根素粗品，称重并计算收率。

（三）四乙酰葛根素的精制及结构确证

取 5 g 上述四乙酰葛根素粗品置于 100 mL 的圆底烧瓶中，加入 50 mL 丙酮，在水浴上加热溶解，减压除去少量溶剂后自然冷却，待结晶完全析出后，抽滤；晶体用少量冷乙醇洗涤，干燥，得四乙酰葛根素纯品，称重并计算收率。

四乙酰葛根素晶体可以通过红外吸收光谱、核磁共振波谱、标准物质 TLC 予以结构确证。

【注意事项】 四乙酰葛根素的合成过程需要应用 TLC 跟踪反应进程，当反应原料六乙酰葛根素转化完毕并且四乙酰葛根素产物浓度最大的时候就可以终止反应。

【讨论与思考】

1. 使用乙酸酐作酯化剂在操作上应注意哪些事项？

2. 通过本实验说明酯化反应在结构修饰上的意义。

3. 重结晶过程中为什么要自然冷却？

第四节 四乙酰葛根素的含量测定

【实验目的】

1. 掌握高效液相色谱法测定药物含量的原理与计算方法。

2. 熟悉高效液相色谱仪的工作原理、仪器构造和操作方法。

【实验原理】 葛根素及四乙酰葛根素分子结构中均含有苯环，具有特征的紫外吸收光谱，因此，可采用高效液相色谱法进行原料药的含量测定，也可在相同条件下检查特殊杂质五乙酰葛根素及六乙酰葛根素的含量。

【仪器与材料】

1. 仪器 高效液相色谱仪、液相色谱柱、分析天平（万分之一）、容量瓶、量筒、移液管、称量纸、试管、胶头滴管等。

2. 材料与试剂 四乙酰葛根素（自制）、枸橼酸、甲醇（色谱纯）、蒸馏水、葛根素对照品、四乙酰葛根素对照品等。

【实验内容与步骤】

1. 高效液相色谱法色谱条件 色谱柱以十八烷基硅烷键合硅胶为填充剂；流动相：0.1% 枸橼酸溶液 - 甲醇（75：25）；检测波长：250 nm。

2. 含量测定 取自制四乙酰葛根素适量，精密称定，用流动相溶解并定量稀释制成每 1 mL 中含 50 mg 的溶液，精密量取 10 μL，注入高效液相色谱仪，记录色谱图；另取葛根素及四乙酰葛根素对照品作对照，同法测定。按外标法以峰面积计算，即得。理论塔板数按葛根素峰计算不低于 5000，葛根素峰与相邻杂质峰的分离度应符合要求。

【注意事项】

1. 用高效液相色谱法测定时，流动相在使用之前必须经过超声波脱气处理。

2. 高效液相色谱法的含量计算公式的应用。

【讨论与思考】

1. 什么是系统适用性试验？

2. 为何要进行系统适用性试验？

第五节　葛根素注射剂的制备及质量评价

【实验目的】

1. 掌握葛根素注射剂的生产工艺过程和操作要点。

2. 熟悉葛根素注射剂成品质量检查的标准和方法。

【实验原理】　注射剂的处方主要由主药、溶剂和附加剂组成。一般分为水性溶剂和非水性溶剂。水性溶剂中最常用的为注射用水，也可用 0.9% 氯化钠溶液或其他适宜的水溶液；非水性溶剂中最常用的为植物油，主要为供注射用大豆油，其他还有乙醇、丙二醇、聚乙二醇等溶剂。可根据药物的性质加入适宜的附加剂，如渗透压调节剂、pH 调节剂、增溶剂、助溶剂、抗氧剂、抑菌剂、乳化剂、助悬剂等。

注射剂的制备过程由五大部分组成，即水处理系统、容器的处理系统、处方配制和灌封系统、消毒灭菌系统及灯检包装系统。

注射剂的质量检查项目主要包括热原检查、无菌检查、澄清度检查、pH 测定、装量检查、渗透压（大容量注射剂）和药物含量，均应符合要求，在储存期内应稳定有效。有的尚需进行有关物质检查、降压物质检查、异常毒性检查、刺激性、过敏试验及抽针试验等。

【仪器与材料】

1. 仪器　高效液相色谱仪、磁力搅拌器、pH 计、微孔滤膜过滤器、钛过滤器、熔封机、澄明度检查仪等。

2. 材料与试剂

原料药：葛根素。

辅料：1,2- 丙二醇、EDTA-2Na、亚硫酸氢钠、注射用水等。

试剂：稀硫酸、枸橼酸、甲醇。

【实验内容与步骤】

（一）处方

葛根素	50 g
1,2- 丙二醇	500 mL
EDTA-2Na	0.1 g
亚硫酸氢钠	1 g
注射用水加至	1000 mL

（二）制备

1. 溶解辅料 取处方量的亚硫酸氢钠、EDTA-2Na 溶于配料体积 2/5 的注射用水与处方量的 1,2- 丙二醇混合溶液中，加热至 50℃使之完全溶解。

2. 溶解原料药 加入处方量的葛根素，搅拌至全溶，充氮气，使完全溶解均匀。

3. 调节 pH 用 0.5 mol/ L 的稀硫酸调节 pH 至 4.2 ～ 4.5，以 0.1% 的活性炭 50℃保温脱色 20 min，配料通过钛过滤器从浓配罐泵入稀配罐中，用注射用水稀释至全量，搅匀。

4. 精滤 加注射用水至全量后，用 0.45 μm、0.22 μm 的微孔滤膜精滤。

5. 灌封 检查滤液澄明度合格后灌封，5 mL/ 支，最后熔封。

（三）质量检查

1. pH 测定 应为 3.5 ～ 5.5（《中国药典》2020 年版四部通则 0631），结果列于表 19-2。

2. 高效液相色谱法色谱条件 色谱柱：Phenomenex C_{18} 色谱柱（4.6 mm×250 mm，5 μm）；流动相：0.1% 枸橼酸溶液 - 甲醇（75：25）；检测波长：250 nm。

3. 含量测定 按照高效液相色谱法（《中国药典》2020 年版四部通则 0512）测定。取本品适量，精密称定，用流动相定量稀释制成每 1 mL 中约含葛根素 50 μg 的溶液，作为供试品溶液，精密量取 10 μL，注入高效液相色谱仪，记录色谱图；另取葛根素对照品，同法测定，按外标法以峰面积计算，即得。葛根素理论塔板数应不低于 5000，葛根素峰与相邻杂质峰的分离度应符合要求。

4. 颜色 取本品与黄色 2 号标准比色液（《中国药典》2020 年版四部通则 0901 第一法）比较，不得更深，结果列于表 19-2。

5. 装量 按《中国药典》2020 年版四部通则 0942 容量法进行。标示装量为 2 mL 以上至 50 mL 者，取供试品 3 支。开启时注意避免损失，将内容物分别用相应体积的干燥注射器及注射针头抽尽，然后缓慢连续地注入经标化的量入式量筒内（量筒的大小应使待测体积至少占其额定体积的 40%，不排尽针头中的液体），在室温下检视。每支的装量均不得少于其标示量，结果列于表 19-2。

6. 可见异物检查（澄明度） 按《中国药典》2020 年版四部通则 0904 可见异物检查法的规定检查。取检品数支，擦净安瓿外壁，置供试品于遮光板边缘处，在明视距离（指供试品至人眼的清晰观测距离，通常为 25 cm），手持供试品颈部轻轻旋转和翻转容器使药液中可能存在的可见异物悬浮（但应避免产生气泡），轻轻翻摇后即用眼睛检视药液中有无肉眼可见的玻璃屑、白点、纤维等异物，重复 3 次，总时限为 20 s。采用伞棚式装置，日光灯光源，用无色透明容器包装的无色供试品溶液，检查时被观察样品所在处的光照度应为 1000 ～ 1500 lx。结果列于表 19-3 中。

（四）实验结果

表 19-2 葛根素注射液质量检查结果

检查项目	编号								
	1	2	3	4	5	6	7	8	9
pH									
含量									
颜色									
可见异物									
装量									

表 19-3　澄明度检查结果

编号	玻璃屑	纤维	白点
1			
2			
3			
4			
5			
6			
7			
8			
各项合格支数			
各项合格率（%）			

注："+"代表有，"-"代表无

【注意事项】

1. 亚硫酸氢钠为抗氧剂；EDTA-2Na 为络合剂；1,2- 丙二醇为溶媒。

2. 葛根素在储存过程中 pH 急剧下降，含量亦略有下降，色泽变黄，注射后人体感觉疼痛，须添加适合的抗氧剂以保证其稳定性。

【讨论与思考】

1. 制备注射剂的操作要点是什么？

2. 为什么可以采用颜色比较？其原理是什么？

第六节　葛根素对氧自由基的清除和抗氧化性损伤作用研究

【实验目的】

1. 掌握氧自由基的清除实验方法。

2. 掌握豚鼠心肌抗氧化性损伤的实验方法。

3. 了解抗氧化性损伤药物的药效学评价实验设计方法。

【实验原理】　维生素 B_2（核黄素）可被光催化产生超氧阴离子使氯化硝基四氮唑蓝（NBT）还原为蓝色的甲䐶，在 560 nm 波长处有最大吸收。被还原的核黄素在有氧条件下极易再氧化而产生 O_2。

过氧化氢（H_2O_2）与 Fe^{2+} 发生芬顿（Fenton）反应，可产生羟自由基（·OH），·OH 可被苯甲酸捕获，生成具有荧光特性的羟基苯甲酸。通过荧光分光光度计测定羟基苯甲酸强弱，计算药物对·OH 的清除率。

红细胞含有血红蛋白，细胞膜中含有丰富的多不饱和脂肪酸，处于一个充足的氧环境中时，对氧化损伤较敏感，因此常用作氧化损伤研究的材料。H_2O_2 对红细胞产生损伤作用的主要表现为细胞膜的变化和血红蛋白的氧化。细胞膜出现脂质过氧化和膜蛋白交联，蛋白巯基的二硫化及细胞内钙浓度降低和离子泵的灭活。在氧化损伤严重的情况下，可因细胞骨架和细胞膜的破坏导致细胞破裂和死亡。

黄嘌呤 - 黄嘌呤氧化酶可诱发豚鼠心室乳头肌产生超氧阴离子（O_2^-），损伤心肌组织。氧自由基能攻击生物膜多不饱和脂肪酸，使其终产物丙二醛（MDA）含量增多，可间接反映细胞因自由基损伤的程度。超氧化物歧化酶（SOD）是一类抗氧化酶，存在于细胞质中，可清除 O_2^-，保护机体免受氧化损伤。SOD 活力的高低间接反映了机体清除氧自由基的能力，MDA 的高低间接反映了机体细胞受自由基攻击的严重程度。

邻苯三酚比色法测定 SOD 活性：在碱性条件下，邻苯三酚会发生自氧化生成红橘酚，同时生成 O_2^-，邻苯三酚的自氧化速率与 O_2^- 的浓度有关。SOD 能催化 O_2^- 发生歧化反应生成 H_2O_2 和 O_2，从而抑制邻苯三酚的自氧化。25℃时抑制邻苯三酚自氧化速率 50% 时所需要的 SOD 酶量为一个酶活力单位。

硫代巴比妥酸法测定 MDA 含量：过氧化脂质降解产物中的 MDA 可与硫代巴比妥酸缩合形成红色产物，并在 532 nm 处有最大吸收峰。

【仪器与材料】

1. 仪器 恒温水浴箱、荧光分光光度计、紫外 - 可见分光光度计、MDA 测定试剂盒、LPO 测定试剂盒等。

2. 材料与试剂 豚鼠（18 只，350 g±50 g，雌雄各半）、兔子若干（取红细胞用）、葛根素、核黄素、NBT、十二烷基硫酸钠（SDS）、黄嘌呤（X）、黄嘌呤氧化酶（XOD）、EDTA、EDTA-2Na、氰化钠、硫酸亚铁、0.3% 过氧化氢、水杨酸、无水乙醇、盐酸、MDA 测定试剂盒、三羟甲基氨基甲烷（Tris）、磷酸盐缓冲液（PBS）、台式液等。

【实验内容与步骤】

（一）对超氧阴离子的清除作用

磷酸盐缓冲液（pH 7.8）总体积为 5 mL，内含 NBT（终浓度，下同）50 μmol/L，核黄素 2 μmol/L，氰化钠 0.2 μmol/L，EDTA 6.67 mmol/L，以及不同浓度的葛根素（0 mmol/L，0.01 mmol/L，0.05 mmol/L，0.1 mmol/L，0.5 mmol/L，1.0 mmol/L），混匀。室温 25℃，置于 20 W 日光灯下照射 12 min，采用紫外 - 可见分光光度计，于 560 nm 测定 OD 值，按式（19-1）计算清除率（%）。

$$清除率（\%）=\frac{OD_{空白}-OD_{样品}}{OD_{空白}}\times100\% \tag{19-1}$$

（二）对羟自由基的清除作用

取 6 支试管，每一支试管中，依次加入 1.00 mL 不同浓度葛根素溶液（0 μmol/L，5 μmol/L，10 μmol/L，20 μmol/L，40 μmol/L，80 μmol/L），1.8 mmol/mL 硫酸亚铁溶液 2.00 mL，水杨酸 - 乙醇（含水杨酸 1.8 mmol/mL）1.50 mL，最后加入过氧化氢（0.3%）0.10 mL，启动反应，振荡混合，37℃恒温水浴 30 min，在 510 nm 波长处测定吸光度。按式（19-1）计算清除率（%）。

（三）对过氧化氢引起红细胞溶血和脂质过氧化物（LPO）产生的影响

红细胞取自健康兔子静脉血，将静脉血于 800 g 离心 7 min，除去血浆和白细胞，用 PBS（pH 7.4）洗涤并离心 3 次。再用 PBS 配成 1.5% 和 5% 的红细胞悬液，4℃保存备用。

取 1.5% 红细胞悬液 1 mL 于各试管中，给药组分别加入不同浓度的葛根素（0.1 mmol/L，0.5 mmol/L，1.0 mmol/L，5.0 mmol/L，10.0 mmol/L），对照组加入等量的 PBS，混匀后于 37℃水浴恒温孵育 30 min。加 600 mmol/L 过氧化氢 1 mL 混匀，继续恒温孵育 2 h，1600 g 离心 5 min。取上清液 1.5 mL，加入 0.08% SDS 1.5 mL，3 min 后于 540 nm 波长处测定 OD 值，按式（19-1）计算溶血率（%）。

取 5% 红细胞悬液 1 mL 于各试管中，给药组分别加入不同浓度的葛根素，对照组加入等量的 PBS，混匀后于 37℃水浴保温 30 min，加 50 mmol/L 过氧化氢 50 μL 混匀，继续保温 2 h 后，采用试剂盒作 LPO 测定。

（四）对黄嘌呤 - 黄嘌呤氧化酶（X-XOD）损伤豚鼠心室乳头肌的影响

豚鼠 350 g±50 g，18 只，随机分为 3 组，每组 6 只，雌雄各半。将豚鼠击头致昏，迅速取出右心室前乳头肌，置于台式液浴槽中（33℃ ±1℃，pH 7.2 ～ 7.4），通入 0.95 O_2+0.05 CO_2 混合气体。对照组：不加葛根素、X 和 XOD；X-XOD 组：加入 X 和 XOD，使其终浓度分别为 0.42 mmol/L 和 5.3 nmol/L，但不加入葛根素；葛根素 +X-XOD 组：加入 X 和 XOD，且于加 X、XOD 前 5 min 加入葛根素，葛根素终浓度为 0.15 mmol/L。2 h 后取标本制成匀浆，取上清液按邻苯三酚比色法测定 SOD 活性，采用 MDA 测定试剂盒测定 MDA 含量（硫代巴比妥酸法）。

邻苯三酚自氧化速率测定：在 25℃环境中，于 10 mL 比色管中依次加入 A 液 2.35 mL，蒸馏水 2.00 mL，B 液 0.15 mL，加入 B 液后立即混合并倾入比色皿（A、B 液配制详见注意事项），分别测定在 325 nm 波长条件下初始时和 1 min 后 OD 值，二者之差即邻苯三酚自氧化速率 ΔA_{325}（min^{-1}）。样液抑制邻苯三酚自氧化速率测定按以上步骤分别加入一定量样液使抑制率约为 1/2 ΔA_{325}（min^{-1}），即 $\Delta A'_{325}$（min^{-1}）。SOD 活性测定加样程序见表 19-4。按式（19-2）计算 SOD 活性。

表 19-4　SOD 活性测定加样表

试液	空白	样液	SOD 液
A 液（mL）	2.35	2.35	2.35
蒸馏水（mL）	2.00	2.00–a	2.00–a
样液（mL）	—	a	a
B 液（mL）	0.15	0.15	0.15

注：a 表示加样量为 0.2 mL

$$SOD\ 活性（U/mL）= \frac{\frac{\Delta A_{325}-\Delta A'_{325}}{\Delta A_{325}}\times 100\%}{50\%}\times 4.5\times \frac{1}{V}\times D \quad (19-2)$$

式中，ΔA_{325} 为邻苯三酚自氧化速率；$\Delta A'_{325}$ 为样液抑制邻苯三酚自氧化速率；V 为所加样液体积，单位 mL；D 为样液稀释倍数；4.5 为反应液总体积，单位 mL。计算结果保留三位有效数字。

【注意事项】

1. A 液　pH 8.20，0.1 mol/L Tris-HCl 缓冲溶液（内含 1 mmol/L EDTA-2Na）。精密称取 Tris 1.2114 g 和 EDTA-2Na 37.2 mg 溶于 62.4 mL 的 0.1 mol/L 盐酸中，用蒸馏水定容至 100 mL。

2. B 液　4.5 mmol/L 邻苯三酚盐酸溶液。精密称取邻苯三酚 56.7 mg 溶于少量 10 mmol/L 盐酸，用蒸馏水定容至 100 mL。

【讨论与思考】

1. 葛根素对氧自由基的清除和抗氧化性损伤作用机制可能是什么？

2. 如果让你设计进一步的机制研究实验，你计划如何开展？

（郑国栋　吴文浩　周　毅　王　声　张建业）

实验二十　莪术醇的提取分离、结构修饰及制剂与抗肿瘤活性评价

莪术作为传统中药，主治气血凝滞，心腹胀痛，癥瘕，积聚，宿食不消，妇女血瘀经闭，跌打损伤作痛。莪术富含挥发油，挥发油中主要成分为倍半萜烯醇、α-樟脑烯、桉油精等，可用于治疗肿瘤。莪术醇也是其中的有效成分之一。

本实验设计了5个内容，包括莪术的生药学鉴定，莪术中莪术醇的提取和鉴定，莪术醇磷酸酯单钠盐的合成，莪术醇亚微乳的制备与表征及莪术醇的体外抗肿瘤活性评价。内容涵盖了生药学的药材鉴定、天然药物化学的提取分离与结构鉴定、药物化学的结构修饰、药剂学的制剂研究、药理学的抗肿瘤活性评价。在教学过程中，可根据实际情况采用。

第一节　莪术的生药学鉴定

【实验目的】

1. 掌握莪术的性状与显微特征。

2. 熟悉根茎类药材的鉴别要点。

【实验原理】　莪术为姜科植物蓬莪术 *Curcuma phaeocaulis* Val.、广西莪术 *Curcuma kwangsiensis* S.G.Lee et C.F.Liang 或温郁金 *Curcuma wenyujin* Y.H.Chen et C.Ling 的干燥根茎。本实验参考《中国药典》2020 年版一部收载的莪术药材的质量标准，根据药材的性状特征、显微特征及理化特征，对莪术药材进行准确鉴定。

【仪器与材料】

1. 仪器　普通光学显微镜、超声波提取器、紫外线灯、打粉机、薄层层析缸、点样毛细管、载玻片、盖玻片、硅胶 G 薄层板、具塞离心管等。

2. 材料与试剂　待鉴定药材、水合氯醛、石油醚、无水乙醇、丙酮、乙酸乙酯、香草醛、硫酸、蒸馏水、吉马酮对照品等。

【实验内容与步骤】

（一）性状鉴定

蓬莪术：呈卵圆形、长卵形、圆锥形或长纺锤形，顶端多钝尖，基部钝圆，长 2 ～ 8 cm，直径 1.5 ～ 4 cm。表面灰黄色至灰棕色，上部环节突起，有圆形微凹的须根痕或残留的须根，有的两侧各有 1 列下陷的芽痕和类圆形的侧生根茎痕，有的可见刀削痕。体重，质坚实，断面灰褐色至蓝褐色，蜡样，常附有灰棕色粉末，皮层与中柱易分离，内皮层环纹棕褐色。气微香，味微苦而辛。

广西莪术：环节稍突起，断面黄棕色至棕色，常附有淡黄色粉末，内皮层环纹黄白色。

温莪术：断面黄棕色至棕褐色，常附有淡黄色至黄棕色粉末。气香或微香。

（二）显微鉴定

本品粉末黄色或棕黄色。油细胞多破碎，完整者直径 62 ～ 110 μm，内含黄色油状分泌物。导管多为螺纹导管、梯纹导管，直径 20 ～ 65 μm。纤维孔沟明显，直径 15 ～ 35 μm。淀粉粒大

多糊化。粉末特征见图 20-1。

（三）理化鉴定

取待鉴定药材粉末 0.5 g，置具塞离心管中，加石油醚（30 ～ 60℃）10 mL，超声处理 20 min，滤过，滤液挥发干，残渣加无水乙醇 1 mL 使溶解，作为供试品溶液。另取吉马酮对照品，加无水乙醇制成每 1 mL 含 0.4 mg 的溶液，作为对照品溶液。照薄层色谱法（《中国药典》2020 年版四部通则 0502）试验，吸取上述两种溶液各 10 μL，分别点于同一硅胶 G 薄层板上，以石油醚（30 ～ 60℃）-丙酮 - 乙酸乙酯（94：5：1）为展开剂，展开，取出，晾干，喷以 1% 香草醛硫酸溶液，在 105℃加热至斑点显色清晰。供试品色谱中，在与对照品色谱相应的位置上，显相同颜色的斑点。

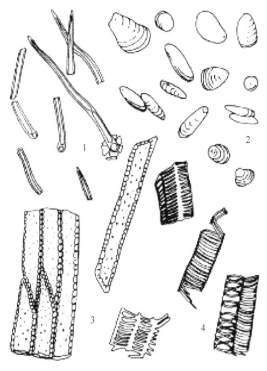

图 20-1　莪术的粉末特征
1. 非腺毛；2. 淀粉粒；3. 纤维；4. 导管

【注意事项】

1. 注意提取所用石油醚为 30 ～ 60℃沸程，方便溶剂挥干。

2. 105℃加热至斑点显色清晰时即可取出硅胶 G 薄层板，注意避免因长时间加热而致硅胶 G 薄层板糊化。

【讨论与思考】

1. 淀粉粒的类型有哪些？

2. 非腺毛和腺毛的区别有哪些？

第二节　莪术中莪术醇的提取和鉴定

【实验目的】

1. 掌握莪术挥发油的提取方法。

2. 掌握莪术醇的分离及鉴定方法。

3. 熟悉莪术醇的含量测定方法。

【实验原理】 莪术富含挥发油，可采取水蒸气蒸馏法提取挥发油，莪术醇在低温时可由莪术挥发油中析出。莪术醇是一种在加热条件下为棒状，并且伴有升华现象的白色针状结晶样的化合物。其熔点为 142 ～ 147℃，没有紫外吸收，因此在紫外线灯下没有荧光发生，易溶于乙醚、氯仿，溶于乙醇，几乎不溶于水，属于倍半萜类化合物。

利用莪术醇的这些特性，可以先用水蒸气蒸馏法从莪术中提取出莪术挥发油，然后用石油醚洗涤，留下微溶于石油醚的莪术醇和莪术二酮的混合物结晶，再用硅胶柱层析分离两者，再用无水乙醇洗涤，最终得到单一物质的莪术醇白色针状结晶。

【仪器与材料】

1. 仪器　水蒸气发生器、旋转蒸发器、恒温水浴锅、真空泵、紫外线灯、橡胶管、尾接管、

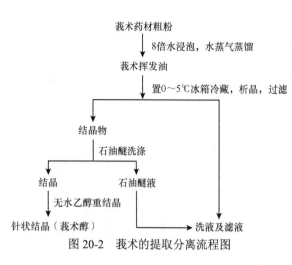

莪术药材粗粉
↓ 8倍水浸泡，水蒸气蒸馏
莪术挥发油
↓ 置0～5℃冰箱冷藏，析晶，过滤
结晶物
↓ 石油醚洗涤
结晶 ——— 石油醚液
↓ 无水乙醇重结晶
针状结晶（莪术醇） ——→ 洗液及滤液

图 20-2　莪术的提取分离流程图

锥形瓶、玻璃管、圆底烧瓶、双控橡胶塞、冷凝器、布氏漏斗、无灰滤纸、抽滤瓶、薄层层析缸、玻璃板、硅胶 G 薄层板、吹风机等。

2.材料与试剂　莪术药材、石油醚、无水乙醇、乙酸乙酯、5% 香草醛硫酸溶液等。

【实验内容与步骤】

（一）莪术醇的提取分离

莪术中挥发油的提取分离流程见图 20-2，水蒸气蒸馏装置见图 20-3。将所得的挥发油静置冷却（放置在 0 ～ 5℃的冰箱中），待不再有结晶析出，用布氏漏斗真空抽滤。得到的结晶主要组成为莪术醇和莪术二酮的混合粗晶。

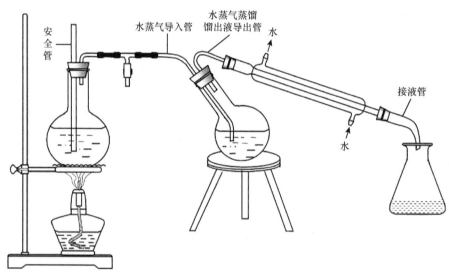

图 20-3　水蒸气蒸馏装置图

（二）莪术醇的精制

将所得的莪术醇和莪术二酮的混合粗晶用石油醚洗涤，以除去一些极性较小的有关物质，得到结晶和石油醚液，将结晶用无水乙醇重结晶，得到针状的莪术醇白色晶体。干燥后称其重量。

（三）莪术醇的定性分析

采用以羧甲基纤维素钠为黏合剂的硅胶 G 薄层板，分别吸取对照品和供试品溶液按照薄层色谱法的操作规则点样，以石油醚（60 ～ 90℃）- 乙酸乙酯（90：10）为展开剂，待展开剂展开到前沿线，取出、晾干，喷 5% 香草醛硫酸溶液，用热风吹干到斑点清晰。

【注意事项】

1.水蒸气蒸馏装置的使用要务必注意安全，避免烫伤。

2.莪术挥发油应置 0 ～ 5℃冰箱冷藏保存。

【讨论与思考】

1. 通过查阅文献，莪术醇的提取分离纯化还有哪些方法？试比较它们的优缺点。

2. 莪术醇的定性分析还可采取哪些方法？

第三节　莪术醇磷酸酯单钠盐的合成

【实验目的】

1. 熟悉设计前药的目的和方法。

2. 熟悉酸性酯类药物和成盐药物的制备方法和操作技术。

【实验原理】　将药物经过化学结构修饰后得到的在体内无活性或活性较小、在体内经酶或非酶的转化释放出活性药物而发挥药效的化合物，称为前体药物，简称前药（prodrug）。前药设计的目的主要有提高药物生物利用度和生物膜通透性，提高药物的靶向性，延长药物作用时间，改善药物的水溶性、稳定性，克服不良气味或改变理化性质以适应制剂的需要。

鉴于肿瘤细胞积蓄的磷酸酯酶含量及其活力高于正常细胞，以此为线索将莪术醇转化为磷酸酯，制成前体药物，既可使其顺利透过肿瘤细胞膜，又能在肿瘤组织中被含量高、活力强的磷酸酯酶水解，释放出较多的莪术醇，从而提高药物的抗肿瘤活性及其靶向性。此外，莪术醇的水溶性较差，将其转化成莪术醇磷酸酯单钠盐，可适当增加莪术醇的水溶性，提高其抗肿瘤效果。

莪术醇在碱性溶液中与三氯氧磷（$POCl_3$）反应后，再水解得到莪术醇磷酸酯，后者再与稀氢氧化钠溶液反应即生成莪术醇磷酸酯单钠盐。合成路线见图 20-4。

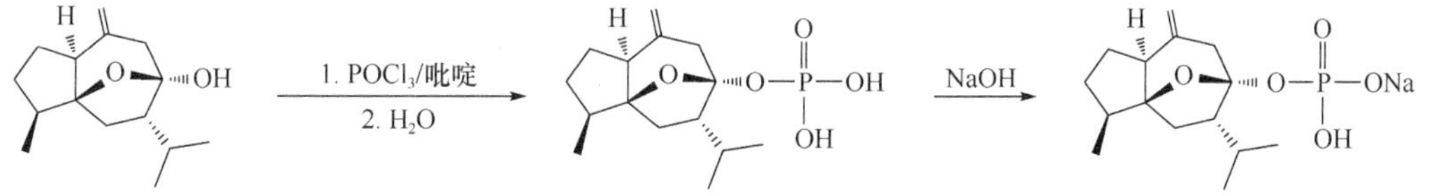

图 20-4　莪术醇的结构修饰路线图

【仪器与材料】

1. 仪器　加热磁力搅拌器、三颈烧瓶、圆底烧瓶、常压滴液漏斗、冷凝管、萃取装置、抽滤装置、蒸馏装置、薄层层析缸等。

2. 材料与试剂　莪术醇、三氯氧磷、无水吡啶、乙醚、无水硫酸钠、丙酮、1% 氢氧化钠溶液、蒸馏水、乙醇、1% 香荚兰醛硫酸溶液、石油醚（60 ～ 90℃）、乙酸乙酯、乙腈等。

【实验内容与步骤】

（一）莪术醇磷酸酯的制备

取 10.25 mL（110 mmol）三氯氧磷加入到 100 mL 三颈烧瓶中，在搅拌下加入 17 mL 吡啶，继而缓慢滴加含有莪术醇 4.7 g（20 mmol）的吡啶溶液 20 mL，加热至 65 ～ 70℃反应 1.5 h。反应完毕，待反应液冷却至室温后，滴加蒸馏水 40 mL，并于 50 ～ 55℃下水解 1.5 h。然后水解液用 70 mL 乙醚提取，乙醚提取液经无水硫酸钠干燥后，蒸馏回收乙醚，得到油状物莪术醇磷酸酯。

（二）莪术醇磷酸酯单钠盐的制备

将莪术醇磷酸酯溶于丙酮中，用 1 mol/L 氢氧化钠溶液碱化至 pH 8.0，然后蒸馏回收丙酮至干，残留物再用丙酮处理，即得白色结晶性粉末。

（三）莪术醇磷酸酯单钠盐的鉴定

莪术醇磷酸酯单钠盐用乙醇溶解，以 1% 香荚兰醛硫酸溶液为显色剂。薄层层析试验，以石油醚 - 乙酸乙酯（$V/V=8：2$）为展开剂时，R_f 值为 0；以乙腈 - 水（$V/V=88：12$）为展开剂时，R_f 值为 0.33。

【注意事项】

1. 莪术醇磷酸酯的制备中，所用吡啶为无水吡啶。

2. 成盐反应用 1 mol/L 氢氧化钠溶液，而非氢氧化钠固体，可避免酯键水解。

【讨论与思考】

1. 莪术醇磷酸酯的制备反应中无水吡啶的作用是什么？

2. 莪术醇磷酸酯的制备反应中为什么需要水解？莪术醇与三氯氧磷反应的产物是什么？

3. 莪术醇磷酸酯单钠盐的制备中为什么用无水丙酮处理残留物？丙酮中含水时会有什么影响？

第四节　莪术醇亚微乳的制备与表征

【实验目的】

1. 了解与掌握亚微乳的制备方法。

2. 熟悉亚微乳的质量控制指标及检测标准。

【实验原理】　亚微乳（submicroemulsion）是由油相、水相、乳化剂和助乳化剂经制备形成的热力学不稳定体系。亚微乳外观不透明，呈乳状，粒径在 $100 \sim 1000 \ \mu m$ 范围，稳定性介于纳米乳与普通乳之间，热压灭菌时间太长或两次灭菌会发生分层。通常采用高压均质机制备而得。

亚微乳从结构上分为水包油型（O/W）、油包水型（W/O）及双连续型。水包油型（O/W）亚微乳可有效提高难溶性药物的溶解度，促进药物在体内的吸收，提高其生物利用度。此外，亚微乳还具有提高药物稳定性、降低毒副作用、使药物缓释或控释的特点。

亚微乳的制备工艺如图 20-5 所示，具体过程为：①将药物等油溶性成分溶于油相中，水溶性成分溶于水相中，并将油相与水相分别加热到一定温度；②将油相与水相混合，使用高剪切乳化分散机在一定温度下制备初乳；③初乳迅速冷却，采用高压均质机循环均质数次，至亚微乳粒径符合要求为止；④亚微乳充氮灌封后热压灭菌。

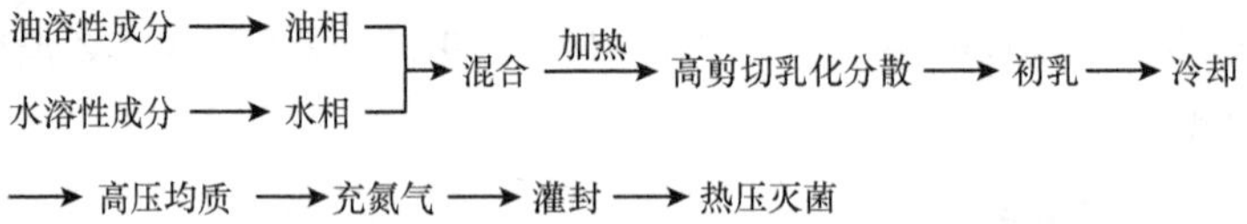

图 20-5　亚微乳的制备工艺

【仪器与材料】

1. 仪器　GC-MS 联用仪、高剪切乳化分散机、高压均质机、高压灭菌锅、电子天平、pH 计、马尔文粒径测定仪、离心机、熔封机等。

2. 材料与试剂　莪术醇、大豆油、中链甘油三酯、大豆磷脂 S75、泊洛沙姆 F68、甘油、乙醇、莪术醇对照品等。

【实验内容与步骤】

（一）莪术醇亚微乳的处方

莪术醇	200 mg
大豆油	10 g
中链甘油三酯	10 g
大豆磷脂 S75	1.2 g
泊洛沙姆 F68	2 g
甘油	2.5 g
注射用水	适量
共制成	100 mL

（二）制备工艺

1. 称取莪术醇、大豆油、中链甘油三酯溶于 50 mL 烧杯中，65℃恒温水浴 13 000 r/min 剪切使药物溶解，得油相。

2. 称取大豆磷脂 S75、泊洛沙姆 F68、甘油溶于 100 mL 烧杯中，加注射用水 60 mL，65℃恒温水浴 13 000 r/min 剪切使分散均匀，得水相。

3. 在 65℃恒温水浴，13 000 r/min 剪切条件下，将油相缓慢加入水相中，经 19 000 r/min 剪切 10 min，得初乳。

4. 初乳迅速冷却后，加注射用水定容至 100 mL，用高压均质机在压力 1×10^5 kPa 条件下高压均质 8 次。

5. 亚微乳分装充氮气密封后于 115℃热压灭菌 30 min，即得莪术醇亚微乳注射液。

（三）质量检查

1. 外观　观察亚微乳外观、颜色，有无分层或油滴挂壁的现象。

2. pH 的测定　取亚微乳适量，采用 pH 计测定灭菌前后亚微乳的 pH。

3. 粒径与 Zeta 电位测定　取已制备的莪术醇亚微乳适量用水稀释，采用马尔文粒径测定仪测定亚微乳的粒径与 Zeta 电位。

4. 亚微乳类型的鉴别　取莪术醇亚微乳适量，涂于载玻片上，用苏丹红溶液和亚甲蓝溶液各染色一次，在显微镜下观察并判断乳剂类型。（苏丹红均匀分散者为 W/O 型亚微乳，亚甲蓝均匀分散者为 O/W 型亚微乳。）

5. 离心加速实验　取亚微乳 1 mL 置离心管中，10 000 g 离心 15 min 观察乳剂是否分层。莪术醇亚微乳注射液理化性质的表征结果记录于表 20-1。

表 20-1　莪术醇亚微乳注射液理化性质的表征

编号	外观、类型	pH	粒径（nm）	PDI	Zeta 电位（mV）
1					
2					
3					
平均值					

注：PDI 表示粒径分布

6. 莪术醇的含量测定

（1）GC-MS 色谱条件：色谱柱为 HP-5 柱（30 m×0.32 mm，0.25 μm）；进样体积：2 μL；分流比：10:1；进样口温度：250℃；柱温（炉温）：180℃；柱流量：1.0 mL/min；检测器：火焰离子化检测器（FID）；检测器温度：250℃；载气：氮气（体积流量 45 mL/min）；检测气：氢气（体积流量 40 mL/min）和空气（体积流量 450 mL/min）。

（2）莪术醇标准曲线的制备：精密称取莪术醇对照品 10 mg，置 100 mL 容量瓶中，加无水乙醇溶解，并稀释至刻度，摇匀，作为莪术醇的对照储备液。分别精密吸取适量对照储备液，配制成浓度为 10 μg/mL、20 μg/mL、40 μg/mL、60 μg/mL、80 μg/mL、100 μg/mL 的莪术醇对照品溶液。分别取样 2 μL 作气相色谱分析，记录莪术醇对照品浓度的峰面积。以莪术醇的峰面积 A 对其质量浓度 C 进行回归，求线性回归方程。具体实验结果，记录于表 20-2。

表 20-2　莪术醇的标准曲线

C（μg/mL）	10	20	40	60	80	100
A						

（3）莪术醇样品溶液的配制：取莪术醇亚微乳适量，加乙醇配制成浓度约为 60 μg/mL 的溶液，精密量取 2 μL 注入 GC-MS 联用仪，依法测定，记录莪术醇峰面积 A。将莪术醇峰面积 A 代入标准曲线，计算亚微乳中莪术醇的含量。具体实验结果，记录于表 20-3。

表 20-3　亚微乳中莪术醇的含量测定

	样品			平均浓度（μg/mL）	RSD（%）
	1	2	3		
A					
C（μg/mL）					

【注意事项】

1. 制备初乳时，油相必须缓慢加入水相中，且须采用加热高速剪切分散法将二者混合均匀，否则容易出现油相、水相分层的现象，导致初乳无法形成。

2. 初乳形成后，须待初乳恢复常温后，再用高压均质机进行均质。否则，会导致微乳温度过高而出现磷脂降解、莪术醇含量下降等问题。

【讨论与思考】

1. 请绘制莪术醇亚微乳注射液的制备工艺流程图。

2. 为什么要将莪术醇设计为亚微乳注射液？其与普通注射液相比有何优势？

3. 为什么莪术醇的含量测定需要使用气相色谱，而不是液相色谱？

第五节　莪术醇的体外抗肿瘤活性评价

【实验目的】

1. 掌握肿瘤细胞培养的相关技术，包括复苏、冻存、计数。

2. 掌握 MTT 法测定莪术醇抗肿瘤活性的原理和方法。

【实验原理】 MTT 法创立于 20 世纪 80 年代初，是一种通过测定细胞能量代谢水平来间接反映细胞增殖情况的检测方法。它的主要原理：①活细胞线粒体中的琥珀酸脱氢酶能使外源性的MTT还原为难溶性的蓝紫色结晶物并沉积在细胞中，而死细胞无此功能；②二甲基亚砜（DMSO）能溶解细胞中的蓝紫色结晶物，用酶联免疫检测仪在570 nm波长处测定其OD值，可间接反映细胞数量。在一定细胞数范围内，MTT结晶物形成的量与细胞数成正比。根据测得的OD值来判断活细胞数量，OD值越大，药物毒性越小。

【仪器与材料】

1. 仪器　CO_2细胞培养箱、生物安全柜、倒置显微镜、低速离心机、酶标仪、细胞计数仪、96孔培养板、微滴定板、离心用的板架（用于悬浮生长的细胞）、多道加样器微量吸头、5 cm和9 cm培养皿、30 mL和100 mL通用容器或试管、塑料盒（无毒的聚苯乙烯，装培养板用）等。

2. 材料与试剂　Caco-2细胞生长液、胰蛋白酶（0.25%+EDTA，1 mmol/L，溶于PBS中）、MTT：（50 mg/mL，滤过，除菌）、Sorensen甘氨酸缓冲液（0.1 mol/L甘氨酸，0.1 mol/L NaCl，用1 mol/L NaOH溶液将pH调至10.5）、二甲基亚砜等。

【实验内容与步骤】

（一）接种细胞

1. Caco-2细胞密度在80%～90%时，用胰蛋白酶消化后将细胞收集到含血清的培养基中。

2. 离心细胞悬液（5 min，200 g），使细胞沉积下来。用培养基重悬细胞，计数。

3. 将细胞稀释至$2.5×10^3$～$50×10^3$个/mL，具体要根据细胞系的生长速率决定，每个微滴定板可以容纳20 mL细胞悬液。

4. 将细胞悬液移至9 cm培养皿中，用多道加样器在96孔培养板中间10列的各孔中加入20 μL细胞悬液（每板80孔），从第2列开始到第11列为止，每孔加入$0.5×10^3$～$10×10^3$个细胞。

5. 将200 μL培养基加至第1列与第12列的孔中。第1列用作读板仪的空白对照，第12列有助于维持第11列的湿度，并将边缘效应减至最小。

6. 将培养板放至塑料盒中，于37℃湿润环境中温育1～3天，等细胞进入指数生长期时可加入药物。

（二）添加药物

1. 用培养基将莪术醇储备液5倍系列稀释，共制备8个浓度。选择浓度时应以最高浓度下多数细胞被杀死，而最低浓度时不会杀死细胞为标准。只要对药物的毒性有所了解，便可采用较小的浓度范围。一般情况下使用3块培养板，这样一次试验中可以有3个平行测定结果。

2. 对于贴壁生长的细胞，去除第2至第11列各孔中的培养基。

3. 在第2列和第11列的孔中加入200 μL新鲜配制的培养基，以这些细胞作为对照。

4. 在第3至第10列的细胞中加入莪术提取液。

5. 将药物溶液移至5 cm培养皿中，用多道加样器向每组的8个孔中各加入200 μL。

6. 将培养板放回塑料盒中，温育至确定的暴露时间。

（三）生长期

1. 在药物暴露期结束时，去除所有含有细胞的孔中的培养基，加入200 μL新鲜的培养基。

2. 在2～3个PDT（群体倍增时间）保持每日换液。

（四）存活细胞数的估算

1. 在生长期末，每孔中各加入 200 μL 新鲜的培养基，在第 1 至第 11 列所有孔中各加入 50 μL MTT。

2. 以铝箔包裹培养板，于 37℃ 湿润环境中温育 4 h。4 h 是所需的最短温育时间，可根据实验情况延长至 8 h。

3. 弃去孔中的培养基，在第 1 至第 11 列所有孔中各加入 200 μL DMSO，以溶解残留的 MTT-甲臜结晶。

4. 在含 DMSO 的各孔中加入甘氨酸缓冲液（每孔 25 μL）。

5. 立即在 570 nm 处测量吸光度值，因为产物不稳定。酶标仪用第 1 列中含培养基和 MTT 但不含细胞的各孔调零。

（五）MTT 实验分析

1. 以药物浓度为横坐标（X 轴），吸光度值为纵坐标（Y 轴）绘制曲线图。

2. 第 2 列和第 11 列各孔中得出的平均吸光度值作为对照组吸光度值，对照组吸光度值减少一半时所需的药物浓度为 IC_{50}。偶尔结果并非如此，这表明整个板中所接种的细胞数不一致。

3. 得到吸光度值的绝对值，以此作图，与对照组吸光度值比较，然后要将数据转化成百分率抑制曲线，从而使一系列曲线标准化。

【注意事项】

1. 选择适当的细胞接种浓度。在进行 MTT 实验前，对每一种细胞都应测其贴壁率、倍增时间及不同接种细胞数条件下的生长曲线，然后确定实验中每孔的接种细胞数和培养时间。

2. 避免血清干扰，IC_{50} 一般选小于 10% 胎牛血清的培养液进行实验。

3. 设空白对照，与实验平行设不加细胞只加培养液的空白对照孔。最后比色时，以空白对照孔调零。以测试孔值作为对照百分数计算，然后对细胞毒性物质的浓度作图。典型的曲线呈 S 形，理想状况下 IC_{50} 将位于曲线弯曲部分的中央（图 20-6）。

4. MTT 法只能用来检测细胞相对数和相对活力，不能测定细胞绝对数量。在用酶标仪检测结果的时候，为了保证实验结果的线性，MTT 吸光度最好在 0 ～ 0.7 范围内。MTT 溶液一般以现用现配为佳。

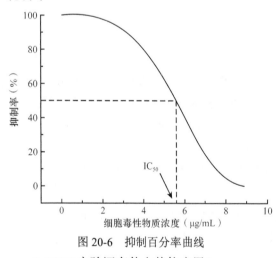

图 20-6 抑制百分率曲线

【讨论与思考】

1. 如何减少边缘效应？

2. MTT 实验还有什么其他应用？

（郑国栋 吴文浩 韦敏燕 张 羽 张建业）

实验二十一　中药复方镇眩缓释颗粒剂的制备、测定及药效学研究

眩晕，分为头晕和目眩，为临床常见的一种疾病症状，发病的时候主要表现为视物模糊、眼花甚至晕倒，严重时会危及生命。现如今，随着人们学习、工作和生活压力的增大，眩晕症的发生率也越来越高。镇眩方是陈宝田教授根据"无痰不作眩""无瘀不作眩""无风不作眩""无虚不作眩"的理论总结出的，以此方为基础加减在临床上治疗眩晕病取得了良好的效果。处方主要由茯苓、桂枝、白术、甘草、熟地黄、白芍、当归、川芎、龙骨和生牡蛎 10 味中药组成。方中川芎活血化瘀；当归补血养肝、活血止痛；熟地黄补血养阴；白芍敛阴养肝、缓急止痛；茯苓、白术淡渗利湿；桂枝温化痰饮；甘草调和诸药。根据中医药传统特色理论，结合现代制剂手段，在参考运用陈宝田教授自创的治疗眩晕之镇眩汤的基础上，将镇眩汤制备成中药复方缓释颗粒剂，用于胶囊剂。

本实验设计了 5 个内容，包括中药复方镇眩方的超临界萃取分离及测定，中药复方镇眩方的水提醇沉及测定，中药复方镇眩方的包合物的制备及测定，中药复方镇眩缓释颗粒剂的制备及测定和中药复方镇眩缓释颗粒剂抗大鼠眩晕的药效学研究。在教学过程中，可根据实际情况采用。

第一节　中药复方镇眩方的超临界萃取分离及测定

【实验目的】

1. 掌握超临界萃取分离的原理。

2. 通过实验了解超临界萃取装置的基本原理和实验方法。

【实验原理】　超临界流体萃取（supercritical fluid extraction，SFE，简称超临界萃取）是一种将超临界流体作为萃取剂，把一种成分（萃取物）从混合物（基质）中分离出来的技术。

超临界流体，是一种气液共存状态的高密度、接近气体黏度的流体。只存在于其温度和压力同时超过临界点时的状态，其扩散系数等各项特征均异于一般普通流体。经过多年的研究，超临界 CO_2 成为最常用且良好的超临界萃取介质。它较低的临界温度（31.06℃）和临界压力（7.39 MPa），能够在接近室温的条件下，安全环保地开展萃取工作，并且无毒无害，萃取过程中不发生化学反应，有效避免了热敏性物质在高温下的氧化和逸出。

镇眩方中当归和川芎同属于伞形科植物，研究指出，川芎与当归挥发油中均含有大量的藁本内酯成分。藁本内酯在神经保护、镇痛消炎、舒张血管等方面存在一定的作用，有助于减轻供血不足引起的眩晕。桂皮醛是桂枝中的一种挥发性活性成分，具有降血压、抗抑郁的作用。白术主要药效成分为苍术酮及白术内酯类物质，其中苍术酮为白术中特征挥发性成分，具有抗肿瘤、抗胃溃疡及解毒利胆、保护肺急性损伤等作用。当归、川芎、桂枝、白术采用超临界 CO_2 萃取法，既能高效迅速地提取出藁本内酯、桂皮醛等脂溶性成分，也可以减少高温提取所造成的挥发性成分损失。

制备流程：

药材 → 粉碎 → 过筛 → 装釜 → 挥发油

检测方法：

（1）用减重法称定挥发油，按式（21-1）计算挥发油得率。

$$挥发油得率 = 挥发油质量（g）/ 原生药质量（g）\times 100\% \qquad (21\text{-}1)$$

（2）利用高效液相色谱法监测挥发油中藁本内酯的含量。

【仪器与材料】

1. 仪器　高效液相色谱仪、蒸发皿、分析天平、电子天平、棕色取样瓶、容量瓶、微孔滤膜、尼龙筛、粉碎机、电热恒温水浴锅、超临界流体萃取仪等。

2. 材料与试剂

药材：白术、桂枝、当归、川芎。

试剂：乙醇、乙醚、乙腈、蒸馏水、超临界 CO_2、桂皮醛对照品、藁本内酯对照品等。

【实验内容与步骤】

（一）提取与分离

将白术、桂枝、当归和川芎分别进行粉碎；称取各味药材粉末（过 20 目筛）各 10 g，置萃取釜中，萃取条件为：萃取压力 12.5 MPa，萃取温度 55℃，萃取时间 4 h，夹带剂流速为 2.5 mL/min，CO_2 流量为 4.0 L/min。萃取完成后用棕色取样瓶在出料口接取挥发油，用乙醚溶解后转移至蒸发皿中，于 30 ~ 40℃电热恒温水浴锅进行蒸发，用减重法称定挥发油，按式（21-1）计算挥发油得率；测定藁本内酯含量。

（二）质量检查

1. 藁本内酯的含量测定

（1）高效液相色谱法色谱条件：色谱柱为 Thermo C_{18}（250 mm×4.6 mm，5μm）；流动相：乙腈 - 水（55：45）；流速：1.0 mL/min；检测波长：280 nm；柱温：40℃；进样量：20 μL。理论塔板数按藁本内酯峰计算应不低于 2000。

（2）供试品溶液的制备：取超临界萃取得到的挥发油置于 50 mL 容量瓶中，用 95% 乙醇溶液定容，超声 30 min，用 0.45 μm 微孔滤膜过滤，备用。

（3）对照品溶液的制备：精密称定桂皮醛、藁本内酯对照品 0.230 mg，置 10 mL 容量瓶中，加 95% 乙醇定容，摇匀，备用。

（4）标准曲线的制定：精密吸取对照品溶液置于 5 mL 容量瓶中，加入 95% 乙醇定容，制成浓度梯度分布的系列溶液，用 0.45 μm 微孔滤膜过滤，分别吸取 20 μL 进入高效液相色谱仪，在 276 nm 波长下检测，记录峰面积，以峰面积为纵坐标，对照品溶液浓度为横坐标，绘制标准曲线，得回归方程。

（5）含量测定：分别精密量取供试品溶液和对照品溶液 10 μL，注入高效液相色谱仪，记录峰面积，并代入回归方程，计算挥发油中藁本内酯的含量。

2. 挥发油得率　挥发油得率 = 挥发油质量（g）/ 原生药质量（g）×100%

（三）实验结果

中药镇眩方的超临界萃取——挥发油质量考察结果，见表 21-1。

表 21-1　藁本内酯含量和挥发油得率测定结果

编号	藁本内酯含量（%）	挥发油得率（%）

【注意事项】

1. 为防止发生意外事故，在操作过程中，若发现超压、超温、异常声音等，必须立即关闭总电源，然后汇报老师协同处理。

2. 超临界流体萃取仪中的分离釜体后面的阀门及回流阀门处于常开状态下，釜内压力应与储罐压力相等。

3. 若系统发生漏气现象，及时向指导老师报告，并进行处理，防止 CO_2 大量泄漏。

【讨论与思考】

1. 萃取得到的挥发油用乙醚溶解后为什么要放至 $30 \sim 40℃$ 电热恒温水浴锅中进行蒸发？

2. 超临界流体的特性是什么？为什么选择超临界 CO_2 作为萃取剂？

第二节　中药复方镇眩方的水提醇沉及测定

【实验目的】

1. 掌握水提醇沉法的操作过程。

2. 熟悉水提醇沉法的原理。

【实验原理】　水提醇沉是指以水为溶剂提取药材中的有效成分，再用不同浓度的乙醇去除提取液中的杂质的一种纯化工艺。药材用水提取出有效成分的同时，许多杂质如淀粉、多糖、蛋白质、黏液质、鞣质色素、果胶等也混入其中。使用乙醇沉淀杂质时，含醇量达到 $50\% \sim 60\%$ 时可使多糖、淀粉沉淀析出，含醇量达到 $60\% \sim 75\%$ 时可使无机盐沉淀，含醇量达 $75\% \sim 80\%$ 时可将淀粉、多糖、蛋白质沉淀除去。鞣质、水溶性色素、果胶等杂质，可采用反复醇沉法或醇沉调节 pH 等法除去。

镇眩汤是一个由 10 味中药组成的复方，以汤剂的形式用于临床多年，且获得良好疗效，因此初步可以确定在治疗眩晕过程中有极性物质参与。现代中药研究表明，组成该方的 10 味中药多含有大量的水溶性多糖和苷类成分，如地黄中的寡糖、当归中的当归多糖、白术中的白术多糖、茯苓中的茯苓多糖等都具有造血、提高免疫力、镇痛及调节胃肠运动等功能，因此初步确定使用水提取更为方便。同时，通过醇沉的方法去除多余的淀粉、鞣质、水溶性色素等，有助于产物后期的制备。

【仪器与材料】

1. 仪器　高效液相色谱仪、粉碎机、尼龙筛、圆底烧瓶、容量瓶、微孔滤膜、电热套、冷凝管、烧杯、玻璃棒、漏斗、蒸发皿、电热恒温水浴锅等。

2. 材料与试剂

药材：白术、桂枝、当归、川芎、白芍、茯苓、甘草、熟地黄。

试剂：乙醇、乙腈、蒸馏水、芍药苷对照品等。

【实验内容与步骤】

（一）水提

1. 将白术、桂枝、当归、川芎、白芍、茯苓、甘草和熟地黄分别进行粉碎，过 20 目筛。

2. 分别称取白芍、茯苓、甘草和熟地黄药材粗粉各 10 g 与白术、桂枝、当归、川芎 4 味药材粗粉超临界萃取后药渣 40 g，置于圆底烧瓶中，加入 9 倍量的水，加热提取两次，每次提取 1.5 h。

3. 将两次提取液合并，用双层纱布过滤，滤液于电热恒温水浴锅内加热浓缩。

（二）醇沉

1. 水提液适当浓缩至 1.04 ～ 1.08 g/mL。

2. 浓缩液放冷后，边搅拌边缓慢加入乙醇使含醇量达 50%，密闭，室温静置 24 h。

3. 滤过，滤液于电热恒温水浴锅中浓缩成浸膏。

（三）质量检查

1. 芍药苷的含量测定

（1）高效液相色谱法色谱条件：色谱柱为 Thermo C_{18}（250 mm×4.6 mm）；流动相：乙腈 - 水（20∶80）；流速：1.0 mL/min；检测波长：276 nm；柱温：40℃；进样量：20 μL。理论塔板数按甘草苷、芍药苷峰计算应不低于 2000。

（2）供试品溶液的制备：取上述处方量药材水提醇沉，滤液浓缩成干浸膏，用 95% 乙醇溶解并定容至 50 mL 容量瓶中，超声 30 min，0.45 μm 微孔滤膜过滤，备用。

（3）对照品溶液的制备：精密称定芍药苷对照品 0.230 mg，置 10 mL 容量瓶中，加蒸馏水定容，摇匀，备用。

（4）标准曲线的制定：精密吸取对照品溶液置于 5 mL 容量瓶中，加入蒸馏水定容，制成浓度梯度分布的系列溶液，用 0.45 μm 微孔滤膜过滤，分别吸取 20 μL 注入高效液相色谱仪，在 230 nm 波长下检测，记录峰面积，以峰面积为纵坐标，对照品溶液浓度为横坐标，绘制标准曲线，得回归方程。

（5）含量测定：分别精密量取供试品溶液和对照品溶液各 10 μL，注入高效液相色谱仪，记录峰面积，并代入回归方程，计算样品中芍药苷的含量。

2. 浸膏得率　水提醇沉滤液水浴浓缩成浸膏，而后在 105℃ 3 ～ 5 h 后，用干燥器平衡 0.5 h 称量。得率 = 浸膏质量（g）/ 原生药质量（g）×100%

（四）实验结果

中药镇眩方的水提醇沉——浸膏质量考察结果，见表 21-2。

表 21-2　芍药苷含量和浸膏得率测定结果

编号	芍药苷含量（%）	浸膏得率（%）

【注意事项】

1. 水提液应适当浓缩，以减少乙醇用量，但应控制浓缩程度，若过浓，有效成分易包裹于沉淀中而造成损失。

2. 应快速搅动水提液，缓缓加入乙醇，以避免局部醇浓度过高造成有效成分被包裹损失。

3. 浓缩的水提液冷却后方可加入乙醇，以免乙醇受热挥发损失。

【讨论与思考】

1. 水提醇沉法的影响因素有哪些？

2. 为什么要将醇沉时的含醇量控制在 50%？

第三节　中药复方镇眩方的包合物的制备及测定

【实验目的】

1. 熟悉包合物的制备方法。

2. 掌握饱和水溶液法制备包合物的操作过程。

【实验原理】　包合物是由客分子和主分子两种组分加合而成，主分子具有较大的空穴结构，足以将客分子容纳在内形成分子囊。

药物制成包合物后，具有如下优点：增加药物的溶解度和溶出速度；提高药物的稳定性，使液体药物粉末化；改善药物的吸收率和生物利用度；降低药物的刺激性与毒副作用；掩盖药物的不良嗅味；调节释药速率。

目前应用最多的主分子是环糊精（cyclodextrin，CD）。环糊精是一类由 6～12 个葡萄糖分子通过 α-1,4- 糖苷键连接而成的环状低聚糖化合物，为中空圆筒状结构。常见的环糊精有 α、β、γ 三种，分别由 6、7、8 个葡萄糖分子构成。其中以 β- 环糊精（β-CD）应用最为广泛。β-CD 空洞大小合适，在三种环糊精中，β-CD 水中溶解度最小，易从水中析出结晶。其溶解度随温度升高而增大。其筒状结构内部显疏水性，开口处显亲水性。

为了便于复方后期的制粒，本实验将通过包合技术制备挥发油包合物。

CD 包合物制备方法很多，有饱和水溶液法、研磨法、冷冻干燥法、喷雾干燥法、中和法、密封加热法等，其中以饱和水溶液法最为常用。

饱和水溶液法是指将 β-CD 配成饱和水溶液，加入药物（难溶性药物可用少量丙酮或异丙醇等有机溶剂溶解）混合 30 min 以上，使药物与 β-CD 形成包合物后析出，且可定量地将包合物分离出来。

【仪器与材料】

1. 仪器　恒温磁力搅拌器、真空干燥器、循环水真空泵、烧杯、圆底烧瓶、玻璃棒、移液器、锥形瓶、沸石、挥发油测定器、电热鼓风真空干燥箱等。

2. 材料与试剂　乙醇、二甲苯、蒸馏水、挥发油、β-CD 等。

【实验内容与步骤】

（一）包合物的制备

称取 4.9 g β-CD，加水配制成饱和溶液，置于恒温磁力搅拌器上搅拌，取 1 mL 挥发油加入等体积乙醇混合，等环糊精溶液温度稳定于 40℃后，搅拌条件下缓慢滴加挥发油乙醇混合物，40℃

下包合 3 h，然后常温下磁力搅拌 1 h，放进冰箱 24 h，取出抽滤，无水乙醇洗涤，滤层和滤纸一同放进干燥箱于 30℃干燥 5 h，称重，即得。

（二）包合物的质量评价

1. 空白回收率 采用《中国药典》2020 年版四部挥发油测定法（通则 2204）。取 200 mL 蒸馏水，置于装有沸石的圆底烧瓶中，连接挥发油测定器，用移液器加 1 mL 二甲苯于挥发油测定器中，加热至沸腾，蒸馏 30 min 后停止加热。放置 15 min，读取二甲苯容积。取 1 mL 挥发油至圆底烧瓶中，连接挥发油测定器加热至沸腾，蒸馏约 5 h，至测定器中油量不再增加时停止加热，放置 1 h，读取挥发油体积，自油层中减去二甲苯量，即为挥发油量，测得空白回收率，见式（21-1）。

$$空白回收率 = 馏出流量 / 加入挥发油量 \times 100\% \tag{21-2}$$

2. 包合率 采用《中国药典》2020 年版四部挥发油测定法（通则 2204）。称取适量包合物置于圆底烧瓶中，按上述方法读取挥发油体积，计算包合率，见式（21-3）。

$$挥发油包合率 = 包合物中挥发油体积 / （加入挥发油体积 \times 空白回收率） \times 100\% \tag{21-3}$$

3. 包合物得率 称取上述制备得到的包合物，并计算收率，见式（21-4）。

$$包合物得率 = 包合物实际质量 / （加入环糊精 + 加入挥发油） \times 100\% \tag{21-4}$$

（三）实验结果

中药复方镇眩方的挥发油包合物的制备——包合物质量考察结果，见表 21-3。

表 21-3 包合物得率和挥发油包合率测定结果

编号	包合物得率（%）	挥发油包合率（%）

【注意事项】

1. 本实验采用饱和水溶液法制备包合物，主分子 β-CD 在 25℃时水中溶解度为 1.85%，但在 50℃时水中溶解度可增加至 4.0%。故在实验过程中，应控制好温度，包合过程结束后，通过降低温度使包合物从水中沉淀析出。

2. 包合物制备过程中，应控制好包合温度，搅拌时间应充分，否则会影响收率。

【讨论与思考】

1. 包合物在药物制剂中有何意义？

2. 本实验采用饱和水溶液法制备 β-CD 包合物，还有哪些方法可以制备包合物？各有何优缺点？

3. 制备 β-CD 包合物的关键是什么？应如何进行操作？

第四节 中药复方镇眩缓释颗粒剂的制备及测定

【实验目的】

1. 掌握湿法制粒的制备工艺、缓释释放原理。

2. 熟悉溶出仪的原理、使用方法。

【实验原理】 缓释制剂（sustained-release preparation）是指用药后能在机体内缓慢释放药物，

使药物在较长时间内维持有效血药浓度的制剂，药物的释放通常符合一级或 Higuchi 动力学过程。与普通制剂相比，缓释制剂可减少服药次数，提高患者用药的依从性；同时，缓释制剂的药物释放缓慢，给药后血药浓度较平稳，可避免血药浓度的峰谷现象，降低药物的毒副作用。

颗粒剂是指药物和适宜的辅料制成的具有一定粒度的干燥颗粒状制剂，供口服用。制粒是把粉末、熔融液、水溶液等状态的物料经加工制成具有一定性状与大小粒状物的操作。常用的制粒方法主要包括湿法制粒、干法制粒、沸腾制粒、搅拌制粒等。湿法制成的颗粒经过表面湿润，具有外形美观、耐磨性较强、压缩成型性好等优点，在医药工业中应用最为广泛。

湿法制粒是在药物粉料中加入黏合剂或润湿剂，靠液体的架桥或黏结作用使粉末聚集在一起而制备颗粒的方法。湿法制粒的制备过程为制软材、制湿颗粒、湿颗粒干燥及整粒等。其中制软材为制粒的关键，制得的软材以"手握成团，轻按即散"为宜。

本研究制备的缓释颗粒将为制备中药复方镇眩缓释胶囊作准备。

【仪器与材料】

1. 仪器 20 目尼龙筛、12 目尼龙筛、搪瓷盘、分析天平、电子天平、1 mL 注射器、烧杯、六缸溶出仪、电热鼓风真空干燥箱、高效液相色谱仪等。

2. 材料与试剂 乙醇、蒸馏水、复方镇眩稠浸膏、羟丙基甲基纤维素（HPMC）、淀粉等。

【实验内容与步骤】

（一）处方

复方镇眩稠浸膏	100 g
HPMC	15 g
淀粉	35 g
共制	15 袋

（二）制备镇眩缓释颗粒

称取 100 g 的复方镇眩稠浸膏，浸膏与混合辅料比例为 1∶0.5，其中 HPMC 占混合辅料的 30%，其余 70% 为淀粉，并加入处方量的包合物，搅拌均匀，往混合辅料中滴加稠浸膏，搅拌使混匀，加入适量乙醇制软材，20 目筛制粒，60℃干燥 3 h，过 12 目筛整粒，分装，10 g/ 袋。

（三）质量评价

1. 粒度 称取复方镇眩缓释颗粒 50 g，按《中国药典》2020 年版四部通则 0982 粒度和粒度分布测定法项下双筛分法操作，取不能通过一号筛和能通过五号筛的颗粒及粉末，称定重量，计算粒度合格率。（粒度合格率＝合格颗粒量 / 总颗粒量 ×100%）

2. 体外释放度 取本品适量，按《中国药典》2020 年版四部通则 0931 溶出度与释放度测定法第二法，以 900 mL 新鲜脱气蒸馏水为释放介质，转速为 100 r/min，水浴温度 37℃，依法操作，分别于 1 h、2 h、3 h、6 h、9 h、12 h 取样 2 mL 溶液过滤，补充等体积 37℃溶出介质，采用高效液相色谱法测定芍药苷含量。

（四）实验结果

中药复方镇眩缓释颗粒剂的制备——缓释颗粒剂质量考察结果，见表 21-4。

表 21-4　芍药苷累积释放测定结果

编号	时间（h）					
	1	2	3	6	9	12

【注意事项】

1. 稠浸膏应具适宜的相对密度，在制软材中必要时可加适当浓度乙醇，调整软材的干湿度，利于制粒与干燥，干燥时注意温度不宜过高，并应及时翻动。

2. 浓缩后的浸膏黏稠性大，与辅料混合时应充分搅拌，至色泽均匀为止。

【讨论与思考】

1. 除了湿法制粒，常用的制粒方法还有哪些？

2. 制软材时为什么要加入乙醇？

第五节　中药复方镇眩缓释颗粒剂抗大鼠眩晕的药效学研究

【实验目的】

1. 掌握中药复方镇眩缓释颗粒剂（ZXJ）的降压效果，并与卡托普利的降压作用比较。

2. 熟悉 ZXJ 降压的机制。

【实验原理】　高血压是指在未服用抗高血压药物的情况下，体循环动脉收缩期血压和（或）舒张期血压的持续升高（收缩压 ≥ 140 mmHg，舒张压 ≥ 90 mmHg），可伴有心、脑、肾等器官的功能或器质性损害的临床综合征。原发性高血压早期以血压升高为主，部分患者伴有眩晕、急躁、心悸等症状，多无靶器官的损害，其病因尚未明确。

我国中医学中没有高血压的病名，根据古代文献对疾病的描述，原发性高血压基本属于"眩晕"的病症范畴。中医药治疗高血压具有很好的疗效，其优势在于平稳降压的同时，能够有效改善眩晕头痛、急躁易怒等临床症状，并减少并发症的发生。

【仪器与材料】

1. 仪器　5 mL 注射器、大鼠灌胃器、鼠笼、电子秤、无创性间接测压计等。

2. 材料与试剂　实验动物：健康雄性自发性高血压大鼠（spontaneously hypertensive rats，SHR）50 只，体重 180 ～ 220 g。

实验药品：卡托普利片（12.5 mg/ 片）、中药复方镇眩缓释颗粒剂（ZXJ）等。

【实验内容与步骤】

（一）分组及给药

雄性 SHR 50 只，随机分为 5 组，分别为 ZXJ 低剂量组 [9.35 g/(kg·d)，约相当于成人 1.5 g/(kg·d)]、中剂量组 [18.70 g/(kg·d)，约相当于成人 3 g/(kg·d)]、高剂量组 [37.40 g/(kg·d)，约相当于成人 6 g/(kg·d)]、卡托普利组 [25 mg/(kg·d)，约相当于成人 4 mg/(kg·d)]、对照组（给予等体积蒸馏水）。各组小鼠均为灌胃给药，将卡托普利片和 ZXJ 分别溶解成 2 g/mL 溶液，造模前一周灌胃给药，1 次 / 天，连续 12 周。

（二）SHR 大鼠血压、心率的测定

采用小动物无创伤性间接测压仪测定清醒状态下大鼠的尾动脉血压、心率，测压前将大鼠放入（37±1）℃电热恒温箱内预热 15 min 后，测定大鼠尾动脉收缩压（SAP）、舒张压（DAP）、平均动脉压（MAP）及心率（HR），每只大鼠重复测量 3 次，取血压、心率的平均值作为大鼠血压、心率。测定时间为给药后第 12 周的下午 2 点到 6 点。

（三）数据处理

数据采用 mean±SD 表示，采用 F 检验进行统计分析。

（四）实验结果

ZXJ 治疗大鼠高血压——治疗效果考察结果，见表 21-5。

表 21-5　中药复方镇眩缓释颗粒剂治疗后大鼠血压、心率的测定结果

组别	SAP	DAP	MAP	HR
对照组				
卡托普利组				
ZXJ 低剂量组				
ZXJ 中剂量组				
ZXJ 高剂量组				

【注意事项】

1. SHR 作为最接近人类原发性高血压的动物模型，其培育周期较长，饲养过程对环境的温度、清洁度等要求较高。

2. SHR 在 5 周龄时血压开始升高，并持续上升，到 10 周龄时血压可达 180 mmHg，出现紧张、打斗、易激惹程度显著增加、耐受转台旋转时间减少等改变；同时伴有急躁易怒、眩晕、头痛、大便干、小便黄等，因此，周龄是该动物模型的一个重要影响因素。

【讨论与思考】

1. 降压药的分类有哪些？

2. 卡托普利的降压机制是什么？

（周　毅　杜玲然　韦敏燕）

实验二十二　贝诺酯的合成与分析、分散片的制备与质量评价及药效学作用

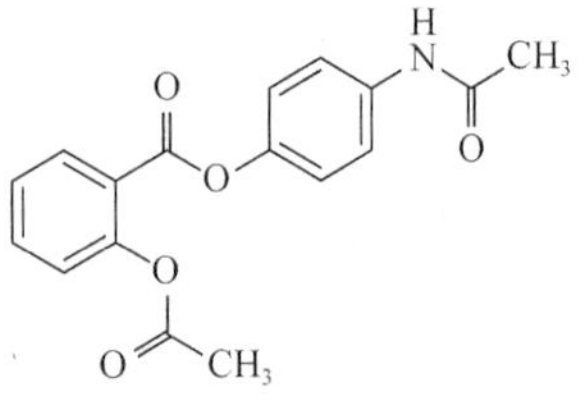

图 22-1　贝诺酯的化学结构

贝诺酯（benorilate）又名扑炎痛、解热安、苯乐安。化学名：4-乙酰氨基苯基乙酰水杨酸酯，化学结构如图 22-1 所示。

本品为对乙酰氨基酚与乙酰水杨酸通过拼合原理酯化后的产物，它既保留了原药的解热镇痛功能，又减小了原药的毒副作用，并有协同作用，是一种新型的抗炎、解热、镇痛药。主要用于类风湿关节炎、急慢性风湿性关节炎、风湿痛、感冒发热、头痛、神经痛及术后疼痛等。

贝诺酯为白色结晶或结晶性粉末；无臭。本品在沸乙醇中易溶，在沸甲醇中溶解，在甲醇或乙醇中微溶，在水中不溶。

本实验设计了 4 个内容，包括贝诺酯的合成，贝诺酯的分析，贝诺酯分散片的制备与质量评价，贝诺酯的解热镇痛药效学研究。在教学过程中，可根据实际情况采用。

第一节　贝诺酯的合成

【实验目的】

1. 通过乙酰水杨酰氯的制备，熟悉氯化试剂的选择及操作中的注意事项。

2. 了解拼合原理在药物化学结构修饰方面的应用。

3. 了解 Schotten-Baumann 酯化反应原理。

【实验原理】　拼合原理主要是指将两种药物的结构拼合在一个分子内，或将两者的药效基团兼容在一个分子内，称之为杂交分子，新形成的杂交分子或兼容两者的性质，强化药理作用，减小各自的毒副作用，或使两者取长补短，发挥各自的药理活性，协同地完成治疗过程。

本实验以乙酰水杨酸为原料，首先通过吡啶催化与氯化亚砜反应合成乙酰水杨酰氯，再在氢氧化钠水溶液中，与对乙酰氨基酚发生 Schotten-Baumann 酯化反应，制备贝诺酯。合成路线如图 22-2 所示。

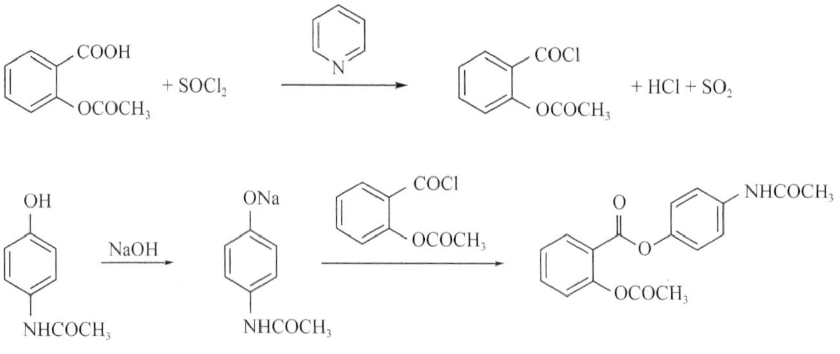

图 22-2　贝诺酯的合成路线

【仪器与材料】

1. 仪器 集热式恒温加热磁力搅拌器、磁力搅拌器、圆底烧瓶、三颈烧瓶、搅拌子、球形冷凝管、滴液漏斗、抽滤装置、量筒、锥形瓶、烧杯、干燥管（连有导气管）、滴管等。

2. 材料与试剂 阿司匹林（乙酰水杨酸）、对乙酰氨基酚、吡啶、氯化亚砜、氯化钙、氢氧化钠溶液（按照氢氧化钠 3.6 g 加 20 mL 水的比例配成）、无水丙酮、95% 乙醇、活性炭、蒸馏水等。

【实验内容与步骤】

（一）乙酰水杨酰氯的制备

在干燥的 100 mL 圆底烧瓶中，依次加入吡啶 2 滴，阿司匹林 10 g，氯化亚砜 5.5 mL，迅速按上球形冷凝管（顶端附有氯化钙干燥管，干燥管连有导气管，导气管另一端通入水池下水口）。油浴缓慢加热至 70℃（10 ～ 15 min），维持油浴温度在 70℃ ±2℃反应 70 min，冷却，加入无水丙酮 10 mL，将反应液倾入干燥的 100 mL 滴液漏斗中，混匀，密闭备用。

（二）贝诺酯的制备

在装有搅拌子及温度计的 250 mL 三颈烧瓶中，加入对乙酰氨基酚 10 g、蒸馏水 50 mL。冰水浴冷至 10℃左右，在搅拌下滴加氢氧化钠溶液（用滴管滴加）。滴加完毕后，维持反应温度在 8 ～ 12℃，强烈搅拌下慢慢滴加上述制得的乙酰水杨酰氯丙酮溶液（在 20 min 左右滴完）。滴加完毕，用氢氧化钠溶液调至 pH ≥ 10，控制温度在 8 ～ 12℃继续搅拌反应 60 min，抽滤，水洗至中性，得贝诺酯粗品，计算收率。

（三）贝诺酯的精制

取贝诺酯粗品置于装有球形冷凝管的 100 mL 圆底烧瓶中，加入 10 倍量（m/V）95% 乙醇，加热溶解。稍冷，加活性炭脱色（活性炭用量视粗品颜色而定），加热回流 30 min，趁热抽滤（布氏漏斗、抽滤瓶应预热）。将滤液趁热转移至烧杯中，自然冷却，待结晶完全析出后，抽滤，压干；用少量乙醇洗涤 2 次（母液回收），压干，干燥，测熔点，计算收率。

【注意事项】

1. 二氯亚砜是由羧酸制备酰氯最常用的氯化试剂，不仅价格便宜而且沸点低，生成的副产物均为挥发性气体，故所得酰氯产品易于纯化。二氯亚砜遇水可分解为二氧化硫和氯化氢，因此所用仪器均需干燥；加热时不能用水浴。反应所用乙酰水杨酸需干燥。吡啶作为催化剂，用量不宜过多，否则会影响产品的质量。制得的乙酰水杨酰氯不应久置。

2. 贝诺酯的制备采用 Schotten-Baumann 酯化反应，即乙酰水杨酰氯与对乙酰氨基酚钠缩合。由于对乙酰氨基酚的羟基与苯环共轭，加之苯环上又有吸电子的乙酰氨基，因此酚羟基上电子云密度较低，亲核反应性较弱；成盐后酚羟基氧原子电子云密度增高，有利于亲核反应；此外，酚钠成酯，还可避免生成氯化氢，使生成的酯键水解。

【讨论与思考】

1. 在乙酰水杨酰氯的制备中，应注意哪些事项？为什么？

2. 贝诺酯的制备中，为什么是将对乙酰氨基酚转化为对乙酰氨基酚钠，再与乙酰水杨酰氯进行酯化，而不是直接酯化？

3. 通过本实验说明酯化反应在结构修饰中的意义。

第二节 贝诺酯的分析

【实验目的】

1. 掌握贝诺酯的鉴别方法和原理。

2. 掌握本实验中一般杂质和特殊杂质的来源和检查方法。

3. 熟悉贝诺酯的含量测定方法。

【实验原理】

（一）鉴别原理

贝诺酯是由阿司匹林（乙酰水杨酸）和对乙酰氨基酚（扑热息痛）根据拼合原理制备而成的。该药在碱性条件下加热可水解生成水杨酸，水杨酸的水溶液在中性或弱酸性条件下，遇三氯化铁试液即生成紫堇色的配位化合物，见图 22-3。

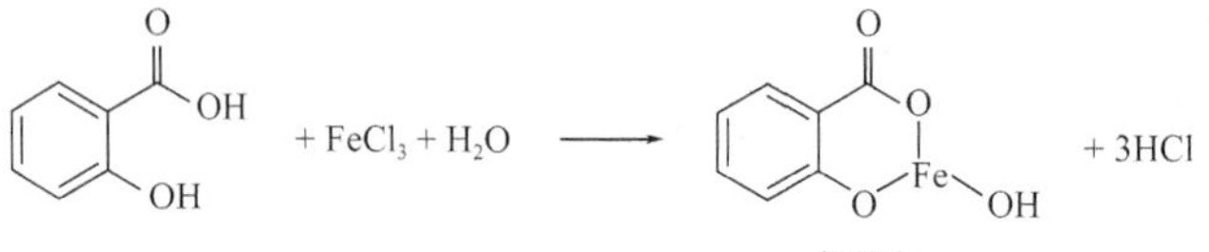

图 22-3 水杨酸与三氯化铁试液的反应式

（二）各种杂质检查原理

1. 氯化物 氯化物在硝酸酸性溶液中与硝酸银作用，生成氯化银白色浑浊液，与一定量的标准氯化钠溶液和硝酸银在同样条件下，用同法处理生成的氯化银浑浊液比较，测定供试品中氯化物的限量。

2. 硫酸盐 药物中微量硫酸盐与氯化钡在酸性溶液中作用，生成硫酸钡微粒而呈白色浑浊液，与一定量的标准硫酸钾溶液与氯化钡在同样条件下，用同法处理生成的浑浊液比较，判断药物中含硫酸盐的限量。

3. 对氨基酚 对氨基酚与碱性亚硝基铁氰化钠试液作用，显蓝绿色。

4. 游离水杨酸 水杨酸遇三价铁离子即生成紫堇色的配位化合物。

（三）含量测定原理

贝诺酯在 240 nm 波长处有最大吸收，因此可利用高效液相色谱法测定其含量。

【仪器与材料】

1. 仪器 高效液相色谱仪、容量瓶、分析天平、纳氏比色管、加热装置、抽滤装置等。

2. 材料与试剂 贝诺酯原料药、三氯化铁试液、氢氧化钠、盐酸、硝酸、硝酸银、氯化钡、对乙酰氨基酚、甲醇、碱性亚硝基铁氰化钠试液、硫酸铁铵溶液、冰醋酸、乙醇、三氯甲烷、乙醚、氯化钠对照品、水杨酸对照品、对乙酰氨基酚对照品、贝诺酯对照品、硫酸钾对照品、蒸馏水等。

【实验内容与步骤】

（一）鉴别

取贝诺酯原料药约 0.2 g，加氢氧化钠试液 5 mL，煮沸，放冷，滤过，滤液加盐酸适量至显微酸性，加三氯化铁试液 2 滴，即显紫堇色。

（二）检查

1. 氯化物　取贝诺酯原料药 2.0 g，加蒸馏水 100 mL，加热煮沸后，放冷，加蒸馏水至100 mL，摇匀，滤过，取滤液 25 mL，加稀硝酸 10 mL；溶液如不澄清，滤过；置 50 mL 纳氏比色管中，加蒸馏水使成 40 mL，摇匀，即得供试品溶液。另取 5 mL 标准氯化钠溶液，置 50 mL纳氏比色管中，加稀硝酸 10 mL，加蒸馏水使成 40 mL，摇匀，即得对照溶液。于供试品溶液与对照溶液中，分别加入硝酸银试液 1.0 mL，用蒸馏水稀释使成 50 mL，摇匀，在暗处放置 5 min，同置黑色背景上，从比色管上方向下观察、比较。

供试品溶液如带颜色，除另有规定外，可取供试品溶液两份，分别置 50 mL 纳氏比色管中，一份中加硝酸银试液 1.0 mL，摇匀，放置 10 min，如显浑浊，可反复滤过，至滤液完全澄清，再加规定量的标准氯化钠溶液与蒸馏水适量使成 50 mL，摇匀，在暗处放置 5 min，作为对照溶液；另一份中加硝酸银试液 1.0 mL 与蒸馏水适量使成 50 mL，摇匀，在暗处放置 5 min，按上述方法与对照溶液比较，即得。

2. 硫酸盐　取氯化物项下剩余的滤液 25 mL，加蒸馏水溶解使成约 40 mL（溶液如显碱性，可滴加盐酸使成中性）；溶液如不澄清，应滤过；置 50 mL 纳氏比色管中，加稀盐酸 2 mL，摇匀，即得供试品溶液。另取 1.0 mL 标准硫酸钾溶液，置 50 mL 纳氏比色管中，加蒸馏水使成约 40 mL，加稀盐酸 2 mL，摇匀，即得对照溶液。于供试品溶液与对照溶液中，分别加入 25% 氯化钡溶液5 mL，用蒸馏水稀释至 50 mL，充分摇匀，放置 10 min，同置黑色背景上，从比色管上方向下观察、比较。

供试品溶液如带颜色，除另有规定外，可取供试品溶液两份，分别置 50 mL 纳氏比色管中，一份中加 25% 氯化钡溶液 5 mL，摇匀，放置 10 min，如显浑浊，可反复滤过，至滤液完全澄清，再加规定量的标准硫酸钾溶液与蒸馏水适量使成 50 mL，摇匀，放置 10 min，作为对照溶液；另一份中加 25% 氯化钡溶液 5 mL 与蒸馏水适量使成 50 mL，摇匀，放置 10 min，按上述方法与对照溶液比较，即得。

3. 对氨基酚　取贝诺酯原料药 1.0 g，加甲醇溶液（1→2）20 mL，搅匀，加碱性亚硝基铁氰化钠试液 1 mL，摇匀，放置 30 min，不得显蓝绿色。

4. 游离水杨酸　取贝诺酯原料药 0.10 g，加乙醇 5 mL，加热溶解后，加水适量，摇匀，滤入50 mL 比色管中，加蒸馏水使成 50 mL，立即加新制的稀硫酸铁铵溶液 1 mL，摇匀，30 min 内如显色，与对照溶液（精密称取水杨酸对照品 0.1 g，置 1000 mL 容量瓶中，加水溶解后，加冰醋酸1 mL，摇匀，再加水适量至刻度，摇匀，精密量取 1 mL，加乙醇 5 mL 与水 44 mL，再加上述新制的稀硫酸铁铵溶液 1 mL，摇匀）比较，不得更深（0.1%）。

5. 有关物质

供试品溶液：取贝诺酯原料药，加甲醇溶解并定量稀释制成每 1 mL 中约含 0.4 mg 的溶液，摇匀。

对照溶液：精密量取供试品溶液 1 mL，置 100 mL 容量瓶中，用甲醇稀释至刻度，摇匀。

对照品溶液：取对乙酰氨基酚对照品适量，精密称定，加甲醇溶解并定量稀释制成每 1 mL中约含 10 μg 的溶液。

色谱条件：用十八烷基硅烷键合硅胶为填充剂；以水（用磷酸调节 pH 至 3.5）- 甲醇（44∶56）

为流动相；检测波长为 240 nm；进样体积为 10 μL。

系统适用性要求：理论塔板数按贝诺酯峰计算不低于 3000，贝诺酯峰与相邻杂质峰之间的分离度应符合要求。

测定法：精密量取供试品溶液、对照溶液与对照品溶液，分别注入高效液相色谱仪，记录色谱图至主成分峰保留时间的 2.5 倍。

限度：供试品溶液色谱图中如有与对照品溶液主成分峰保留时间一致的色谱峰，其峰面积不得大于对照溶液主峰面积的 0.1 倍（0.1%），其他单个杂质峰面积不得大于对照溶液主峰面积的 0.5 倍（0.5%），各杂质峰面积的和不得大于对照溶液主峰面积（0.1%）。

（三）含量测定

照高效液相色谱法（《中国药典》2020 年版通则 0512）测定。

1. 供试品溶液　取贝诺酯原料药，精密称定，加甲醇溶解并定量稀释制成每 1 mL 中约含 0.4 mg 的溶液，摇匀。

2. 对照品溶液　取贝诺酯对照品适量，精密称定，加甲醇溶解并定量稀释制成每 1 mL 中约含 0.4 mg 的溶液，摇匀。

3. 色谱条件及系统适用性要求　见有关物质项下。

4. 测定法　精密量取供试品溶液与对照品溶液，分别注入高效液相色谱仪，记录色谱图。按外标法以峰面积计算。

【注意事项】

1. 氯化物检查中，用滤纸滤过时，若滤纸中含有氯化物，可预先用含硝酸的水溶液洗净后使用。

2. 亚硝基铁氰化钠试液的配制：取亚硝基铁氰化钠 1.0 g，加蒸馏水使溶解成 20 mL，即得。本液应临用新制。

3. 稀硫酸铁铵溶液的配制：取 1 mol/L 盐酸溶液 1 mL，加硫酸铁铵指示液 2 mL，再加蒸馏水适量使成 100 mL，即得，本液应临用新制。

【讨论与思考】

1. 贝诺酯在氢氧化钠条件下水解生成的产物除了水杨酸，还有什么？

2. 对乙酰氨基酚与三氯化铁反应吗？会产生什么现象？

3. 本实验中的有关物质可能是什么？

第三节　贝诺酯分散片的制备与质量评价

【实验目的】

1. 掌握分散片的处方设计与制备工艺。

2. 熟悉分散片的质量评价方法。

【实验原理】　分散片系指在水中可迅速崩解均匀分散的片剂。与普通片剂相比，分散片具有服用方便、崩解迅速、吸收速度快与生物利用度高等特点。在提高难溶性药物的溶解度与生物利用度方面具有较大的应用价值。

贝诺酯原料药及其普通制剂在水中溶解性较差，药物起效较慢，生物利用度较低，因此提高贝诺酯溶出度是亟待解决的问题。分散片吸收快，生物利用度高，不良反应小，服用方便，尤其适合于老人、幼儿和吞服固体困难的患者。因此考虑将贝诺酯制成分散片，使其在水中迅速崩解形成均匀的混悬液，较快地发挥药效。

【仪器与材料】

1.仪器 压片机、溶出仪、高效液相色谱仪、紫外-分光光光度计、天平、药筛、250 mL 锥形瓶、100 mL 容量瓶等。

2.材料与试剂 贝诺酯、淀粉、乳糖、微晶纤维素、羧甲基淀粉钠、硬脂酸镁、十二烷基硫酸钠等。

【实验内容与步骤】

（一）贝诺酯分散片的处方

贝诺酯	21 g
微晶纤维素	20 g
羧甲基淀粉钠	6.5 g
淀粉	1 g
硬脂酸镁	0.25 g
共制成	100 片

（二）制备工艺

1. 按处方量称取药物与辅料，分别过 100 目筛。

2. 将称取的处方量的贝诺酯原料药与辅料混合均匀。

3. 计算片重，压片。贝诺酯分散片片重约为 0.5 g。

（三）质量检查

1.外观 无斑点、光洁美观。

2.重量差异 按《中国药典》2020 年版四部通则 0101 相关检查项，用精密天平测定。结果应符合现行版药典对片重差异限度的要求（表 22-1）。取供试品 20 片，精密称定总重量，求得平均片重后，再分别精密称定每片的重量，每片重量与平均片重相比按表 22-1 中规定，超出重量差异限度的不得多于 2 片，并不得有 1 片超出限度 1 倍。

表 22-1 《中国药典》2020 年版规定的重量差异限度

平均片重或标示片重	重量差异限度
0.30 g 以下	±7.5%
0.30 g 及 0.30 g 以上	±5%

3.分散均匀性 按《中国药典》2020 年版四部通则 0101 相关检查项进行测定。取供试品 6 片，置 250 mL 烧杯中，加 15～25℃的水 100 mL，振摇 3 min，应全部崩解并通过二号筛（24 目）。

4.含量测定 采用高效液相色谱法对分散片中贝诺酯的含量进行测定。取本品 10 片，精密称定，研细，精密称取细粉适量（约相当于贝诺酯 20 mg），加甲醇溶解并稀释制成供试品溶液。照上节贝诺酯含量测定项下的方法测定，即得。

5.溶出度测定 采用《中国药典》2020 年版四部通则 0931 溶出度与释放度测定法第二法进

行测定。以 1% 十二烷基硫酸钠溶液 1000 mL 为溶出介质，转速 75 r/min，溶出介质温度保持在（37±0.5）℃，于 5 min、10 min、15 min、20 min、25 min、30 min 时分别取溶出液 5 mL，过滤。同时补充 1% 十二烷基硫酸钠溶出介质 5 mL。精密量取续滤液 1 mL，置 50 mL 容量瓶中，定容，以 1% 十二烷基硫酸钠溶液 1 mL 稀释相同倍数作空白对照，在 240 nm 波长处分别测定吸光度值，并计算溶出度。

【注意事项】

1. 辅料与药物必须混合均匀。

2. 溶出度检查时，取样后需要及时补液。

【讨论与思考】

1. 片剂处方中常有的辅料可分为几大类？请举例说明。

2. 请对贝诺酯分散片的处方进行分析。

3. 常用的片剂制备方法有哪些？本实验中贝诺酯分散片的制备采用的是哪种制备方法？与其他制备方法相比较，该方法有哪些优缺点？

4. 试分析分散片的质量检查包括哪些内容？

5. 进行溶出度检查的片剂，是否还需要进行崩解时限检查？为什么？

第四节 贝诺酯的解热镇痛药效学研究

【实验目的】

1. 采用注射死菌培养液和内毒素致热法观察贝诺酯的解热作用。

2. 采用化学刺激法观察贝诺酯的镇痛作用。

【实验原理】 发热是指机体在致热原的作用下，使体温调节中枢的调定点上移而引起的调节性体温升高。干酵母所致的发热是由于注射部位的局部溃烂引发的剧烈炎症反应，是最常用的大鼠发热模型。观察贝诺酯的解热作用，以最大降温幅度和降温持续时间作为观察指标。

"扭体反应"是给实验动物腹腔注射某些药物（如乙酸溶液）所引起的一种刺激腹膜的持久性疼痛、且间歇发作的运动反应，表现为腹部收缩内凹、后腿伸展同时躯体扭曲等，呈一种特殊姿势。本实验以疼痛反应发生的潜伏期及扭体动物数作为观察指标，客观地评价贝诺酯对痛反应的影响以定量其镇痛作用。

【仪器与材料】

1. 仪器 热板仪、电子秤等。

2. 材料与试剂 SD 大鼠（体重 180～220 g，雄性），昆明种小鼠（体重 18～22 g，雌雄兼用），贝诺酯溶液、酵母混悬液（临用时配制）、乙酸、阿司匹林等。

【实验内容与步骤】

（一）贝诺酯的解热作用

采用大鼠背部皮下注射酵母混悬液法。

1. 大鼠的准备 在大鼠适应实验室环境后，每日用肛门体温表从肛内测体温 1 次，以使其适应体温测量的操作，并可了解大鼠体温恒定与否。实验当日每小时测体温 1 次，连续 2 次，记录数据，取其平均值作为其正常体温。

2. 大鼠的筛选　选取体温变化不超过 0.3℃（体温应在 36.5 ～ 38.0℃）的大鼠进行实验。

3. 给药干预观察　取筛选合格的大鼠 30 只，随机分成五组，溶剂对照组，贝诺酯高、中、低剂量组及阿司匹林阳性对照组。每只大鼠从背部皮下注射 20% 酵母混悬液 10 mL/kg，每隔 1 h 测 1 次肛温，待体温升高约 1℃时（剔除体温升温变化小于 0.8℃），各组灌胃给予等容量药物。于给药后 1 h、2 h、3 h、4 h 时各测 1 次肛温。求各鼠体温变化差值，用 t 检验法比较贝诺酯高、中、低剂量组以及溶剂对照组、阿司匹林阳性对照组对大鼠发热作用的抑制情况。

（二）贝诺酯的镇痛作用

化学刺激法（扭体法）：取体重 18 ～ 22 g 的健康小白鼠 30 只，随机分为五组：空白对照组、贝诺酯高、中、低剂量组和阳性对照组，各组分别腹腔注射等体积的药物。给药后 30 min 各鼠腹腔注射 6 mg/mL 乙酸溶液 0.2 mL。观察 15 min，记录各鼠出现扭体反应（表现为腹部收缩内凹，后腿伸展同时躯体扭曲等）的潜伏期及扭体次数，用 t 检验进行比较，并统计各组出现扭体反应的动物数，进行 χ^2 检验。

【注意事项】

1. 每次测量肛温时均要在体温表的水银端沾少量液体石蜡，以减少对大鼠肛门的摩擦。

2. 室温宜恒定于 20℃，低温时小鼠扭体次数减少。乙酸溶液也可用新鲜配制的 0.5 mg/mL 的酒石酸锑钾溶液代替。

【讨论与思考】

1. 哪些因素能够引起机体发热？解热镇痛药的解热作用机制是什么？

2. 解热镇痛药与中枢镇痛药作用机制有什么不同？

（吴文浩　杜玲然　韦敏燕　李　欣　张　超）

实验二十三　酮洛芬及酮洛芬异丙酯的合成、含量测定、制剂及药效学作用

前体药物方法作为改善酮洛芬的吸收及不良反应的一种重要手段，有着广泛的应用。

酮洛芬（图23-1）是临床上常见的非甾体抗炎药。具有较强的解热、镇痛和抗炎作用，广泛用于各种关节炎及痛风的治疗。酮洛芬分子结构中带有羧基，口服胃肠道刺激性较大，长期服用会造成消化不良、胃溃疡和胃出血等胃肠道不良反应。

酮洛芬异丙酯（图23-1）为酮洛芬的前体药物，通过成酯，减轻了不良反应并增加了亲脂性，有良好的开发应用前景。

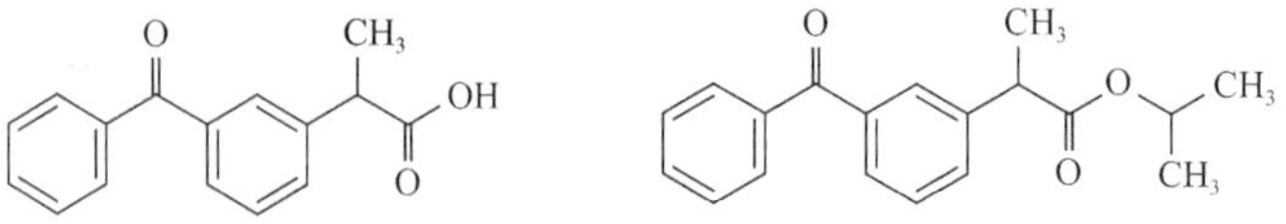

图 23-1　酮洛芬（左）与酮洛芬异丙酯（右）的结构

本实验设计了 4 个内容，包括酮洛芬异丙酯的合成，酮洛芬异丙酯原料药的含量测定，酮洛芬异丙酯透皮制剂的制备与质量评价及酮洛芬异丙酯对实验动物的解热镇痛抗炎作用。在教学过程中，可根据实际情况采用。

第一节　酮洛芬异丙酯（消旋体）的合成

【实验目的】

1. 通过酮洛芬酰氯的制备，了解酰氯化试剂的选择依据及操作中注意的事项。

2. 通过本实验熟悉前药原理在化学结构修饰方面的应用。

3. 通过本实验掌握酰氯与醇反应成酯的反应原理。

【实验原理】　酮洛芬异丙酯是酮洛芬与异丙醇发生酯化反应后的产物。由于分子中的羧基被酯化，因此降低了原药的胃肠道毒副作用。合成路线如图23-2所示。

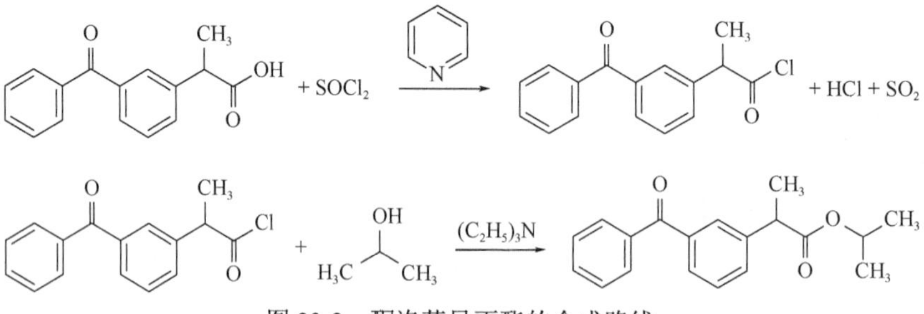

图 23-2　酮洛芬异丙酯的合成路线

【仪器与材料】

1. **仪器**　磁力加热搅拌器、圆底烧瓶、三颈烧瓶、球形冷凝管、滴液漏斗、烧杯、锥形瓶、漏斗、滴液漏斗、玻璃棒、温度计、干燥管、导气管、薄层层析板、层析柱、尾气吸收装置等。

2. 材料与试剂　酮洛芬原料药、异丙醇、氯化亚砜、吡啶、二氯甲烷、三乙胺［$(C_2H_5)_3N$］、氯化钙、饱和食盐水、乙酸乙酯、正己烷、柱层析用硅胶（200～300 目）等。

【实验内容与步骤】

（一）2-(3- 苯甲酰苯基) 丙酰氯的制备（酰氯化）

在干燥的 100 mL 圆底烧瓶中，依次加入酮洛芬原料药 10.8 g，氯化亚砜 6.0 mL，吡啶 2 滴，迅速装上球形冷凝管和尾气吸收装置（顶端附有氯化钙干燥管，干燥管连有导气管，导气管另一端通到水池下水口）。置于油浴上缓慢加热至 85℃（10～15 min），维持油浴温度在 85℃反应 90 min，待反应完毕后冷却，减压除去多余的氯化亚砜后，加入无水二氯甲烷 10 mL，将制得的 2-(3- 苯甲酰苯基) 丙酰氯溶液倾入干燥的 25 mL 滴液漏斗中，混匀，密闭备用。

（二）酮洛芬异丙酯的制备（酯化）

在干燥的 250 mL 三颈烧瓶上装上含有上述 2-(3- 苯甲酰苯基) 丙酰氯溶液的滴液漏斗后，依次加入异丙醇 10 mL，三乙胺 3 滴。在冰水浴冷却及搅拌的条件下，缓慢滴加酰氯溶液，约 20 min 滴加完毕，维持温度不变的条件下搅拌反应 30 min 后，室温下继续搅拌反应 90 min。TLC 监测反应完毕后加入 10 mL 的二氯甲烷，反应混合液用饱和食盐水水洗至中性，减压浓缩除去溶剂后得到酮洛芬异丙酯粗产品，干燥后称重并计算收率。

（三）精制及结构确证

取 5 g 上述酮洛芬异丙酯粗产品，通过硅胶柱层析予以纯化，流动相为乙酸乙酯：正己烷（1：10），可得酮洛芬异丙酯纯品。

所合成的产品可以通过红外吸收光谱、核磁共振光谱予以结构确证。

【注意事项】

1. 氯化亚砜是由羧酸制备酰氯最常用的氯化试剂，不仅价格便宜，而且沸点低，生成的副产物均为挥发性气体，故所得的酰氯产品易于纯化。氯化亚砜遇水可分解为二氧化硫和氯化氢，因此所用仪器均需干燥。

2. 加热时不能用水浴，因为水浴的水蒸气会造成产物酰氯的分解失效。

3. 反应用的酮洛芬原料药需在 60℃下干燥 4 h。

4. 吡啶作为催化剂，用量不宜过多，否则影响产品质量。

5. 制得的 2-（3- 苯甲酰苯基）丙酰氯不应久置，宜尽快使用。

【讨论与思考】

1. 2-（3- 苯甲酰苯基）丙酰氯的制备在操作上应注意哪些事项？

2. 通过本实验说明酯化反应在结构修饰上的意义。

第二节　酮洛芬异丙酯原料药的含量测定

【实验目的】

1. 掌握高效液相色谱法测定药物含量的原理与计算方法。

2. 熟悉高效液相色谱仪的工作原理、仪器构造和操作方法。

【实验原理】　酮洛芬及酮洛芬异丙酯分子结构中均含有苯环，具有紫外吸收光谱特征，因此，可采用高效液相色谱法进行原料药的含量测定，也可在相同条件下检查特殊杂质酮洛芬。

本实验参考《中国药典》2020 年版二部收载的酮洛芬的质量标准。

【仪器与材料】

1. 仪器　高效液相色谱仪、液相色谱柱、分析天平（万分之一）、容量瓶、量筒、移液管、称量纸、试管、胶头滴管等。

2. 材料与试剂　酮洛芬异丙酯原料药（自制）、磷酸二氢钾、磷酸、乙腈（色谱纯）、蒸馏水、酮洛芬对照品、酮洛芬异丙酯对照品等。

【实验内容与步骤】

1. 色谱条件　用十八烷基硅烷键合硅胶为填充剂；以磷酸盐缓冲液（取磷酸二氢钾 6.8 g，加水溶解并稀释至 100 mL，用磷酸调节 pH 至 3.5±0.1）- 乙腈 - 水（2∶43∶55）为流动相；检测波长为 255 nm；进样体积 10 μL。理论塔板数按酮洛芬异丙酯峰计算不低于 2000，酮洛芬异丙酯峰与相邻杂质峰间的分离度应符合要求。

2. 含量测定　精密量取自制酮洛芬异丙酯原料药适量，用流动相定量稀释制成每 1 mL 中约含酮洛芬异丙酯 0.1 mg 的溶液，精密量取 10 μL 注入高效液相色谱仪，记录色谱图；另取酮洛芬及酮洛芬异丙酯对照品，同法测定，分别记录色谱图。通过色谱图对比，指认酮洛芬异丙酯及酮洛芬峰，分别读取其保留时间，并通过色谱图按照外标法求得酮洛芬异丙酯及杂质酮洛芬的含量。

【注意事项】

1. 高效液相色谱法测定时，流动相在使用之前必须经过超声波脱气处理。

2. 测定完毕后，液相色谱柱要冲柱处理。

【讨论与思考】

1. 影响液相色谱分离柱效的因素有哪些？

2. 什么是外标法？如何应用外标法进行定量？

第三节　酮洛芬异丙酯透皮制剂的制备与质量评价

【实验目的】

1. 掌握凝胶剂的制备方法和体外药物经皮渗透方法。

2. 熟悉凝胶剂的常用辅料和药物经皮渗透实验中数据的处理方法。

3. 了解经皮渗透实验中所用皮肤的处理方法。

【实验原理】

（一）凝胶剂定义、分类与水性凝胶基质

凝胶剂（gel）系指药物与能形成凝胶的辅料制成的溶液、混悬液或乳状液型的稠厚液体或半固体制剂。根据基质的形态分别称为胶浆剂、混悬型凝胶剂、乳胶剂。凝胶剂按分散系统分为单相凝胶和两相凝胶。

1. 单相凝胶　单相凝胶系指药物以分子形式分散于凝胶基质中形成的凝胶。外用凝胶剂一般均是有机高分子化合物的单相凝胶，单相凝胶分为水性凝胶与油性凝胶。水性凝胶基质由纤维素衍生物、卡波姆、海藻酸盐、西黄蓍胶、明胶、淀粉等加水、甘油或丙二醇构成。油性凝胶基质由聚氧乙烯、胶体硅、铝皂、锌皂、脂肪油和液体石蜡组成。临床上应用得较多的是水性凝胶。

2. 两相凝胶　两相凝胶系指药物胶体小粒子均匀分散于高分子网状结构的液体中，具有触变性，如氢氧化铝凝胶。水性凝胶基质主要是高分子材料，可分为天然高分子、半合成高分子和合成高分子三类。常用的有：①天然高分子：淀粉、海藻酸盐、阿拉伯胶、西黄蓍胶、琼脂和明胶等；②半合成高分子：改性纤维素和改性淀粉，如羧甲基纤维素钠（CMC-Na）、甲基纤维素（MC）与羟丙甲纤维素（HPMC）等；③合成高分子：卡波姆、聚丙烯酸钠等。

（二）水性凝胶剂的制备

水性凝胶剂的制备一般是先将水性凝胶基质在水中充分溶胀，然后加入添加剂（稳定剂、保湿剂、pH 调节剂、促透剂、防腐剂等）和药物，搅拌均匀即得。其制备工艺流程见图 23-3。

药物 + 添加剂 ┐
　　　　　　　├→ 混合 → 质检 → 包装 → 凝胶剂
基质 → 溶胀 ┘

图 23-3　水性凝胶剂的制备工艺流程

（三）药物经皮渗透实验

药物通过皮肤（或人工膜）渗透的体外实验是经皮给药系统开发的必不可少的研究步骤，它可以预测药物经皮吸收的速率，研究介质、处方组成和经皮吸收促进剂等对药物经皮吸收速率的影响，是药物经皮制剂有效性和安全性的前提保障。药物经皮渗透实验是将剥离的皮肤（或人工膜）夹在扩散池中，角质层面向给药室；将药物置于给药室中，于给定的时间间隔测定皮肤另一侧接收室内的介质中药物浓度，分析药物经皮肤渗透的动力学。药物制剂的经皮渗透测定和评价可用立式扩散池（改进的单室 Franz 扩散池）或水平扩散池（双室卧式扩散池）进行，并依次进行处方筛选和优化。

皮肤由角质层、表皮、真皮、皮下组织等组成。药物置于皮肤表面后向皮肤内渗透，通过表皮达到真皮，由于真皮内有丰富的毛细血管，药物能很快吸收进入体循环，因此药物在皮肤内表面的浓度很低，即符合所谓"漏槽"条件，药物的浓度接近于零。在体外实验条件下，如果置于皮肤表面的药物浓度保持不变，而接收介质中的药物满足漏槽条件，即接收室中的药物浓度远远小于给药室中的药物浓度。如果以 t 时刻药物通过皮肤的累积量 M 对时间作图，则在达到稳态后可以得到一条直线，直线的斜率为药物的稳态流量（稳态经皮吸收速率）。为了处理问题的简单化，可以将皮肤看作简单的膜，用 Fick 扩散定律分析药物在皮肤内的渗透行为，药物的稳态流量 J 与皮肤中的药物浓度梯度成正比，可以用式（23-1）表示：

$$J = A\frac{dM}{dt} = A\frac{DK}{h}(C_0 - C_t) \tag{23-1}$$

式中，A 为药物的有效扩散面积；D 为药物在皮肤中的扩散系数；K 为药物在皮肤 / 介质中的分配系数；h 为药物在皮肤中的扩散路径；C_0 为给药室中药物的浓度；C_t 为 t 时刻接收室中药物的浓度。

如果接收室中的药物浓度远远小于给药室中的药物浓度，即 $C_0 \gg C_t$，式（23-1）则可以改写为：

$$J = A\frac{dM}{dt} = A\frac{DK}{h}C_0 \tag{23-2}$$

所以对于特定的皮肤和介质来说，D、K 和 h 均为常数，所以可以令 $\dfrac{DK}{h} = P$，称渗透系数。式（23-2）可写作：

$$J = APC_0 \qquad (23\text{-}3)$$

渗透系数是扩散阻力的倒数，单位为 cm/s 或 cm/h，其大小由皮肤与药物的性质决定，即由 D、K 和 h 所决定，而与药物浓度无关，P 值大，表示药物容易透过皮肤。根据求得的稳态流量、给药室中药物的浓度和有效扩散面积，可以求出药物经皮渗透系数。$M\text{-}t$ 曲线中的直线部分反向延长线与时间轴的交点处的时间称为滞后时间（简称时滞 T_L），

$$T_L = \frac{h^2}{6D} \qquad (23\text{-}4)$$

经皮渗透实验所用的皮肤除人的皮肤外，常用一些动物，如猴、乳猪、无毛小鼠、豚鼠和大鼠等动物的皮肤。实验装置可以是单室、双室或流通扩散池。常用的接收介质是 pH 7.4 的磷酸盐缓冲液和生理盐水，有时为增加药物溶解度，可采用一定浓度不影响皮肤渗透性的非水溶剂。

【仪器与材料】

1. 仪器　高效液相色谱仪、液相色谱柱、pH 计、普通光学显微镜、扩散池（接收室容积 10 mL）、搅拌器、电动剪毛刀、烧杯、量筒等。

2. 材料与试剂　SD 大鼠（体重 150～220 g，雄性）、酮洛芬、酮洛芬异丙酯、卡波姆 940、甘油、三乙醇胺、羟苯乙酯、焦亚硫酸钠、氮酮、乙醇、乙腈（色谱纯）、磷酸、生理盐水、纯化水等。

【实验内容与步骤】

（一）处方

酮洛芬异丙酯为酮洛芬的前体药物，通过成酯增加酮洛芬亲脂性，其油水分配系数适中，具有较好的透皮吸收能力，并在皮肤酯酶的代谢作用下生成酮洛芬，对各种关节炎及痛风疗效较好。其凝胶剂的处方如下：

酮洛芬异丙酯	1.25 g
卡波姆 940	0.6 g
甘油	5 g
乙醇	17.5 mL
羟苯乙酯	0.05 g
三乙醇胺	0.5 g
焦亚硫酸钠	0.05 g
氮酮	适量
纯化水加至	50 g

（二）制备

1. 将卡波姆 940 撒入适量的纯化水中，搅拌使溶胀，加入甘油、焦亚硫酸钠搅拌溶解。搅拌下滴加三乙醇胺制成凝胶基质。

2. 酮洛芬异丙酯、羟苯乙酯及氮酮用乙醇溶解，搅拌下加入到凝胶基质中，最后加纯化水至足量，搅匀即得。

（三）质量评价

1. 性状　本品为乳白色半透明凝胶，均匀性良好。

2. pH　称取样品 1.0 g，用 15 mL 水溶解均匀，测其 pH。样品 pH 应在 6.5～7.5。

3. 粒度检查　取本品适量，置于载玻片上，按 2020 年版《中国药典》四部通则 0982 检查。样品均未检出大于 180 μm 的粒子。

4. 含量测定

（1）HPLC 色谱条件：色谱柱为 HIQ sil C_{18v} 柱（250 mm×4.6 mm，5 μm，KYA TECH Corporation）；流动相：乙腈 -0.01% 磷酸（65∶35）；检测波长：260 nm；流速：1.0 mL/min；柱温：室温。

（2）专属性实验：①空白辅料样品溶液：精取处方量各空白辅料，制备空白凝胶，精密称取空白凝胶适量置 100 mL 容量瓶中，流动相溶解并稀释至刻度，摇匀，离心（12 000 r/min）15 min，取上清液滤过，取续滤液，即得；②凝胶样品溶液：精密称取凝胶 0.40 g（约相当于酮洛芬异丙酯 10 mg），置 100 mL 容量瓶中，流动相溶解并稀释至刻度，摇匀，离心（12 000 r/min）15 min，取上清液滤过，取续滤液，即得。分别精密吸取上述两种溶液各 10 μL，注入高效液相色谱仪，记录色谱图，观察空白辅料样品溶液，在酮洛芬异丙酯、酮洛芬主峰处有无明显吸收，会不会干扰本品的测定。

（3）线性关系与范围：分别精密称取酮洛芬异丙酯、酮洛芬 10.00 mg，置 10 mL 容量瓶中，加流动相溶解并稀释至刻度，摇匀，制成每 1 mL 含 1.00 mg 对照品的溶液。分别精密吸取 0.5 mL、0.75 mL、1.0 mL、1.25 mL、1.5 mL 对照品溶液，置 100 mL 容量瓶中，加流动相稀释至刻度。分别精密吸取 10 μL 梯度溶液，注入高效液相色谱仪中，测定色谱峰面积。以对照品浓度为横坐标、色谱峰面积为纵坐标，绘制标准曲线并计算回归方程，确定线性范围。

（4）含量测定：精密称取凝胶 0.040 g（约相当于酮洛芬异丙酯 1.0 mg），置 100 mL 容量瓶中，用流动相溶解并稀释至刻度，摇匀，离心（12 000 r/min）15 min，取上清液滤过，取续滤液，即得。精密吸取上述溶液 10 μL，注入高效液相色谱仪，记录色谱图，将峰面积代入标准曲线回归方程，求得凝胶剂中酮洛芬异丙酯的含量。

5. 体外经皮实验

（1）体外分析方法：同上述 HPLC 色谱条件，并参考专属性实验，考察空白辅料在酮洛芬异丙酯、酮洛芬主峰处有无明显吸收，会不会干扰透皮渗透液的测定。酮洛芬异丙酯、酮洛芬线性关系与范围同上。

（2）酮洛芬异丙酯凝胶剂的经皮渗透：①皮肤的处理：取体重为 150 ～ 200 g 的雄性大鼠，脱白处死后立即用电动剪毛刀剪去腹部皮肤毛，剥离去毛部位皮肤，去除皮下组织后用生理盐水冲洗干净，置于生理盐水中浸泡约 30 min，取出，用滤纸吸干，备用。②经皮渗透实验：将处理好的鼠皮置于立式扩散池之间，用夹子固定好。角质层面向给药室，真皮面向接收室。接收室中加入生理盐水 10 mL，给药室加入酮洛芬异丙酯凝胶 0.4 g，并在接收室加入小搅拌子。夹层通 32℃的水，在持续搅拌下，于 0.5 h、1.0 h、1.5 h、2.0 h、3.0 h、4.0 h、5.0 h、6.0 h 于接收室中取样 1 mL，并立即加入新的生理盐水。取出接收液用微孔滤膜过滤，弃除初滤液，取续滤液适当倍数稀释后，注入高效液相色谱仪，按上述体外分析方法测定酮洛芬异丙酯、酮洛芬含量。

（四）实验结果

1. 计算累积渗透量（μg/cm^2），并将结果列表表示（表 23-1）。

$$累积渗透量\ M = \frac{\left(C_n' \times V_0\right)}{A} \qquad (23\text{-}5)$$

式中，C_n' 为校正的浓度；V_0 为接收室中的接收液的总体积；A 为有效的渗透面积。其中，C_n' 为

$$C'_n = C_n + \frac{V}{V_0} \sum_{i=0}^{n-1} C_i \tag{23-6}$$

式中，C_n 为 n 时间点的测得浓度；V 为取样体积。

表 23-1　不同时间下的累积渗透量

累积渗透量（μg/cm^2）	时间（h）							
	0.5	1.0	1.5	2.0	3.0	4.0	5.0	6.0
酮洛芬异丙酯								
酮洛芬								

2. 经皮渗透曲线绘制　以单位面积累积渗透量为纵坐标，时间为横坐标，分别绘制酮洛芬异丙酯、酮洛芬经皮曲线。曲线尾部的直线部分外推与横坐标相交，求得时滞。

3. 渗透速度与渗透系数计算　将渗透曲线尾部直线部分的 M-t 数据进行线性回归，求得直线斜率即为渗透速度 $J[\mu g/(cm^2 \cdot h)]$。将渗透速度除以给药室的药物浓度得渗透系数 P（cm/h）。

【注意事项】

1. 凝胶剂制备中，将卡波姆940分散在纯化水中时，应注意分散均匀，不宜成团或有白色颗粒。加入三乙醇胺制成凝胶基质时，应逐滴加入，边滴加边搅拌。

2. 动物处死后，应立即去毛和剥离皮肤，剥离皮肤皮下组织时应注意不要剪破皮肤。

3. 每次抽取接收液样品后应立即添加同体积新的接收液，并排尽与皮肤接触界面的气泡。

【讨论与思考】

1. 影响药物透皮渗透速度和渗透系数的因素有哪些？

2. 体外测定药物经皮渗透速度的意义是什么？

3. 经皮渗透实验所用的皮肤有哪些？

第四节　酮洛芬异丙酯对实验动物的解热镇痛抗炎作用

【实验目的】

1. 熟悉用蛋清致炎剂致动物实验性急性炎症的方法。

2. 熟悉用角叉菜胶诱导大鼠体温异常升高模型的解热方法。

3. 熟悉扭体法的镇痛实验方法。

【实验原理】

1. 抗炎　蛋清为异种蛋白质，将蛋清经皮下注入大鼠足跖内，可引起局部急性炎症，使局部组织肿胀。

2. 镇痛　将乙酸溶液注入小鼠腹腔，可刺激腹膜引起持久的疼痛，致使小鼠产生"扭体"反应（腹部收缩内凹，后肢伸展同时躯体扭曲等）。镇痛药能减轻疼痛反应，可明显地减少小鼠发生"扭体"反应的次数。

3. 解热　发热反应大多是各种致热因子作用于机体，使机体产生和释放内热原，并进一步影响体温调节中枢，使体温调定点提高，体温相应升高。因此，实验室常用有关的刺激因子引发机体产生内热原。角叉菜胶是一种常用的化学刺激物，可用于制备发热模型。

【仪器与材料】

（一）仪器

1. 抗炎　足跖容积测量装置等。

2. 镇痛　分析天平、1 mL 注射器、5 号针头、鼠笼等。

3. 解热　分析天平、1 mL 注射器、5 号针头、鼠笼等。

（二）材料与试剂

1. 抗炎　Wistar 大鼠（体重 150 ～ 220 g，雄性，24 只），酮洛芬异丙酯，100% 鸡蛋清，生理盐水等。

2. 镇痛　小鼠（体重 18 ～ 22 g，雌雄皆用，24 只），酮洛芬异丙酯，生理盐水，0.9% 乙酸溶液，苦味酸等。

3. 解热　大鼠（体重 150 ～ 200 g，雌雄皆用，24 只），酮洛芬异丙酯，生理盐水，1% 角叉菜胶等。

【实验内容与步骤】

（一）抗炎实验

取雄性 Wistar 大鼠 24 只，称重，编号，随机分为 4 组（酮洛芬异丙酯高、中、低剂量组和对照组）。在大鼠左后肢踝关节突起处作一标记，于致炎前测定大鼠左后肢标记线以下的足跖容积，测两次，取平均值作为致炎前足跖容积的正常值。然后给药组动物分别灌胃酮洛芬异丙酯（7.5 mg/kg、10 mg/kg、30 mg/kg），对照组动物给予同容量的生理盐水。给药 30 min 后再分别于大鼠的左后肢踝关节皮下注射 100% 鸡蛋清 0.1 mL。此后每隔 30 min 分别测量大鼠左后肢标记线下足跖容积一次，计算关节肿胀百分率。

（二）镇痛实验

取小鼠 24 只，编号，称重，随机分为 4 组，分组与给药同抗炎实验。30 min 后，每鼠腹腔注射 0.9% 乙酸溶液（0.1 mL/10 g）。记录 20 min 内小鼠出现扭体反应的次数。以 t 检验进行数据统计，并计算药物扭体反应抑制百分率。

（三）解热实验

选取体重 150 ～ 200 g 大鼠 24 只，随机分为 4 组，分组与给药同抗炎实验。测定正常体温并灌胃给药。1 h 后将 1% 角叉菜胶 0.1 mL 注入大鼠一侧后足跖皮下，致炎后 6 h 测体温，以致炎前后的温差作为观察指标，计算各组温差。

【注意事项】

1. 乙酸有挥发性，宜用前临时配制。

2. 室温以 20℃ ±2℃左右为宜，过低动物反应迟钝，过高则动物反应敏感。

3. 实验环境的温度能明显影响发热反应速度和强度。大鼠对外界环境的变动反应很大，因此应保持室温在比较恒定的水平。

4. 在进行体温实验时，通常把动物固定在木盒内，以限制其多余的活动，避免体温的波动。

5. 对于化学刺激物，必须皮下注射才会引起较强反应，可能是该物质刺激皮下组织造成无菌性炎症所致。

【讨论与思考】

1. 酮洛芬的解热镇痛抗炎药理活性机制是什么？

2. 酮洛芬有哪些典型的毒副作用，其机制是什么？

3. 酮洛芬的解热镇痛抗炎药理活性是全身作用还是局部作用，透皮制剂与口服制剂的优缺点分别有哪些？

（吴文浩　杜玲然　韦敏燕　李　欣　张　超）

实验二十四　磺胺嘧啶锌的合成、含量测定、栓剂制备及药敏试验

磺胺嘧啶锌（sulfadiazine zinc），为磺胺嘧啶与锌形成的配合物，即双（N-2-嘧啶基-4-氨基苯磺酰胺）锌盐二水合物，化学结构见图24-1。

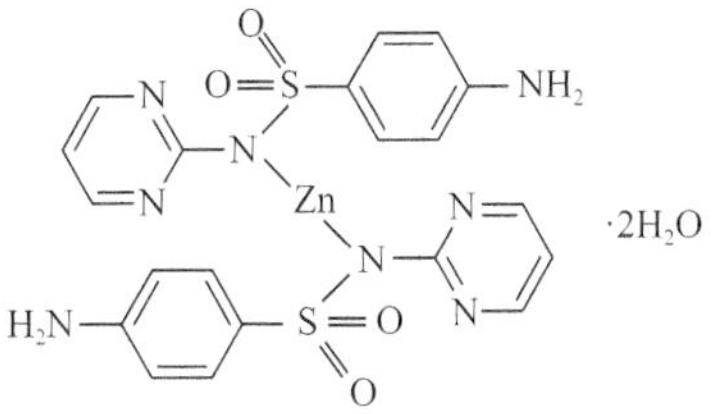

其中磺胺嘧啶能与细菌生长所必需的对氨基苯甲酸产生竞争性拮抗，具有抗菌作用。锌能破坏细菌的 DNA 结构，也具有抑菌作用。磺胺嘧啶锌能补充烧伤患者体内大量丧失的锌，从而增强机体抵抗感染和创面愈合的能力，所以具有控制感染和促进愈合的双重功能。用于烧伤、外伤所致新鲜创面、慢性溃疡创面和脓腔。外用，代替磺胺嘧啶银，有促进创口愈合和抗菌、收敛作用。

图 24-1　磺胺嘧啶锌的化学结构

本实验设计了 4 个内容，包括磺胺嘧啶锌的合成，磺胺嘧啶锌的含量测定，磺胺嘧啶锌栓剂的制备与质量评价及磺胺嘧啶锌的药敏试验。在教学过程中，可根据实际情况采用。

第一节　磺胺嘧啶锌的合成

【实验目的】

1. 掌握磺胺嘧啶锌的制备方法。

2. 熟悉拼合原理在药物修饰中的应用。

【实验原理】　磺胺嘧啶锌为白色或类白色结晶性粉末；无臭，无味；遇光或热易变质；不溶于水、乙醇、氯仿或乙醚，在稀盐酸中溶解，在稀硫酸中微溶。磺胺嘧啶的氨溶液与硫酸锌的氨溶液反应可生成磺胺嘧啶锌配合物，反应式见图24-2。

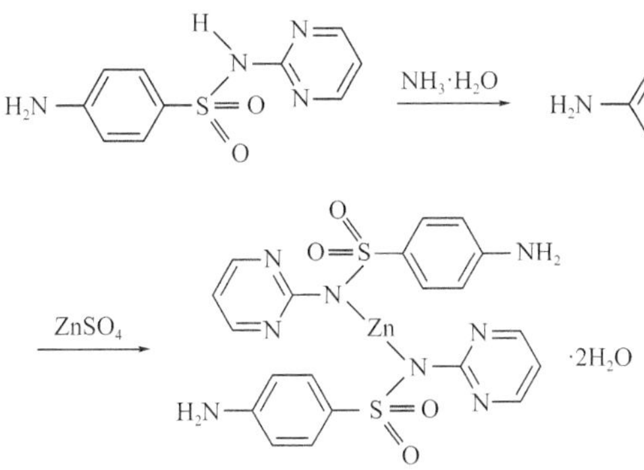

图 24-2　磺胺嘧啶锌的合成路线

【仪器与材料】

1. 仪器　加热磁力搅拌器、圆底烧瓶、常压滴液漏斗、抽滤装置、薄层层析缸等。

2. 材料与试剂　硫酸锌、磺胺嘧啶、氨水（10%，20%）、氯化钡、蒸馏水等。

【实验内容与步骤】

（一）合成方案 1

称取磺胺嘧啶 5.0 g（20 mmol），置于 100 mL 的圆底烧瓶中，加入稀氨水（4 mL 浓氨水加入到 25 mL 蒸馏水中），如有不溶的磺胺嘧啶，再补加少量浓氨水（约 1 mL），使磺胺嘧啶全部溶解。另称取硫酸锌 1.7 g（10.5 mmol），溶于稀氨水（4 mL 浓氨水加入到 25 mL 蒸馏水中），制成锌氨溶液，转至滴液漏斗中。在室温、搅拌下将锌氨溶液缓慢滴加到上述磺胺嘧啶氨溶液中。反应完毕，静置使晶体完全析出，抽滤，弃去母液，结晶用蒸馏水洗至无 SO_4^{2-} 离子，100℃干燥后得到产品。

（二）合成方案 2

称取磺胺嘧啶 5.0 g（20 mmol），置于 250 mL 的烧杯中，用 10% 氨水 60 mL 溶解。另取 5.8 g（36 mmol）硫酸锌，用 20% 氨水 70 mL 溶解。两种溶液预热至 50℃，将硫酸锌氨液缓慢倒入磺胺嘧啶氨液中，搅拌，密闭保温（70 ～ 75℃）4 h，放置 2 ～ 3 天。过滤，水洗 2 ～ 3 次，至无 SO_4^{2-} 离子，抽干，100℃下干燥 4 ～ 6 h 得产品。

【注意事项】

1. 合成所用仪器需要用去离子水洗净，避免水中其他的金属离子与磺胺嘧啶形成配合物杂质。

2. 磺胺嘧啶溶于碱而不溶于水，当 pH ≤ 8.8 时，则从溶液中析出。

3. 磺胺嘧啶不能直接与锌离子发生反应，必须以负离子形式与锌进行螯合反应。

4. Zn^{2+} 在 pH > 6.8 时开始水解形成 $Zn(OH)_2$ 沉淀，在强碱介质中则形成稳定的 $[Zn(NH_3)_4]^{2-}$ 配离子。

【讨论与思考】

1. 计算两种方法所得磺胺嘧啶锌的收率，对比温度和碱液浓度对其的影响。

2. 怎样判断结晶中无 SO_4^{2-} 离子？

第二节　磺胺嘧啶锌的含量测定

【实验目的】

1. 掌握亚硝酸钠滴定法的原理与方法。

2. 熟悉永停滴定法指示终点的原理及操作。

【实验原理】

磺胺类药物分子结构中含有芳伯氨基，在酸性条件下可与亚硝酸钠定量反应，生成重氮化合物。依此，用已知浓度的亚硝酸钠滴定液滴定，用永停法指示终点，根据消耗的亚硝酸钠滴定液的浓度和体积，可计算出芳伯氨基类药物的含量，反应式如图 24-3 所示。

$$ArNH_2 + NaNO_2 + 2HCl \longrightarrow [Ar-\overset{+}{N}\equiv N]\overset{-}{C}l + NaCl + 2H_2O$$

图 24-3　重氮化反应的反应式

永停滴定法（dead-stop titration）又称死停滴定法，是根据滴定过程中双铂电极的电流变化来确定化学计量点的电流滴定法。永停滴定法是将两支相同的铂电极（面积为 0.1 ～ 1 cm²）插入被测溶液中，在两电极间外加一低电压（如 50 mV），然后进行滴定。测量加入不同滴定剂时的电流强度，以电流强度对滴定剂体积作图或直接观察滴定过程中通过两个电极间的电流突变来确定滴定终点。若电极在溶液中极化，则在未到达终点时，仅有很小电流或无电流通过，电流计指针不发生偏转或偏转后立即恢复到初始位置；但当到达滴定终点时，滴定液略有过剩，使电极去极化，发生如下氧化还原反应（图24-4）：

$$阴极 \quad HNO_2 + H^+ + e \longrightarrow NO + H_2O$$

$$阳极 \quad NO + H_2O \longrightarrow HNO_2 + H^+ + e$$

图24-4　两极的氧化还原反应

此时，溶液中有电流通过，电流计指针突然偏转，不再恢复，即为滴定终点。永停滴定装置见图4-6。

【仪器与材料】

1. 仪器　永停滴定仪、容量瓶、分析天平、烧杯、磁力搅拌器等。

2. 材料与试剂　磺胺嘧啶锌、亚硝酸钠、无水碳酸钠、对氨基苯磺酸、浓氨试液、盐酸、溴化钾、蒸馏水等。

【实验内容与步骤】

（一）亚硝酸钠溶液（0.1 mol/L）的配制与标定

取亚硝酸钠 7.18 g，加无水碳酸钠 0.11 g，加蒸馏水适量使其溶解成 1000 mL，摇匀，即得亚硝酸钠溶液。取在 120℃恒重的基准对氨基苯磺酸约 0.5 g，精密称定，加蒸馏水 30 mL 与浓氨试液 3 mL，溶解后，加盐酸（1→2）20 mL，搅拌，在 30℃以下用上述配制的亚硝酸钠溶液迅速滴定，滴定时将滴定管尖端插入液面下约 2/3 处，边滴边搅拌；至近终点时，将滴定管尖端提出液面，用少量水洗涤尖端，洗液并入溶液中，继续缓慢滴定，用永停滴定法指示终点。每 1 mL 的亚硝酸钠滴定液（0.1 mol/L）相当于 17.32 mg 的对氨基苯磺酸。根据亚硝酸钠溶液的消耗量与对氨基苯磺酸的取用量，算出亚硝酸钠溶液的准确浓度。

（二）磺胺嘧啶锌的含量测定

用永停滴定法作重氮化反应的终点指示时，调节电阻大小使加于电极上的电压约为 50 mV。取磺胺嘧啶锌约 0.5 g，精密称定，置烧杯中，除另有规定外，可加蒸馏水 40 mL 与盐酸（1→2）15 mL，而后置磁力搅拌器上，搅拌使溶解，再加入溴化钾 2 g。插入铂-铂电极后，将滴定管尖端插入液面下 2/3 处，在 15～25℃，用亚硝酸钠滴定液（0.1 mol/L）迅速滴定，边滴加边搅拌；至近终点时，将滴定管尖端提出液面，用少量蒸馏水洗涤尖端，洗液并入溶液中，继续缓慢滴定，至电流计指针突然偏转，并不再恢复，即为滴定终点。每 1 mL 亚硝酸钠滴定液（0.1 mol/L）相当于 28.20 mg 的 $C_{20}H_{18}N_8O_4S_2Zn$。

【注意事项】

1. 铂电极在使用前可用加有少量三氯化铁的硝酸或铬酸液浸洗活化。

2. 滴定时电磁搅拌的速度不宜过快，以不产生空气旋涡为宜。

【讨论与思考】

1. 亚硝酸钠滴定法的基本原理是什么？

2. 影响重氮化反应速度的因素有哪些？

3. 永停滴定法与电位滴定法指示终点的原理有何不同？

第三节　磺胺嘧啶锌栓剂的制备与质量评价

【实验目的】

1. 掌握热熔法制备栓剂的工艺和操作要点。

2. 熟悉栓剂基质的分类和应用、栓剂的质量评价。

【实验原理】

（一）栓剂的定义和分类

栓剂（suppository）指药物与适宜基质制成的具有一定形状的供腔道内给药的半固体制剂。按给药途径不同分为直肠用、阴道用、尿道用栓剂等，如肛门栓、阴道栓、尿道栓、牙用栓等，其中最常用的是肛门栓和阴道栓。按制备工艺与释药特点分为双层栓、中空栓、缓控释栓。栓剂既可以发挥局部作用，也可以发挥全身作用。

（二）栓剂的一般质量要求

栓剂中的药物与基质应混合均匀，外形完整光滑，常温下应为固体，但塞入腔道内遇体温时，应能融化、软化或溶解，并与分泌液混合，逐渐释放出药物，发挥局部或全身作用；栓剂应无刺激性，有适宜的硬度，以便于使用、包装、贮藏。

（三）栓剂基质的种类

栓剂基质应要求：①室温时应有适当的硬度，当塞入腔道时不变形，不碎裂，在体温下易软化、融化或溶解；②不与主药起反应，不影响主药的含量测定；③对黏膜无刺激性，无毒性，无过敏性；④理化性质稳定，在贮藏过程中不易霉变，不影响生物利用度等；⑤具有润湿及乳化的性质，能混入较多的水。

栓剂常用基质分为油脂性基质和水溶性基质。常见的油脂性基质有可可豆脂、半合成或全合成脂肪酸甘油酯，常用的有半合成椰油酯、半合成山苍油酯、半合成棕榈油酯，全合成脂肪酸甘油酯、硬脂酸丙二醇酯等。水溶性基质有甘油明胶、聚乙二醇、聚氧乙烯（40）单硬脂酸酯、泊洛沙姆 188 等。在栓剂的处方中，根据不同目的可加入相应的附加剂，如表面活性剂、稀释剂、吸收促进剂、抗氧剂、润滑剂及防腐剂等。

（四）栓剂的制法

栓剂的制备方法有搓捏法、冷压法和热熔法 3 种。热熔法最为常用，其制备工艺流程见图 24-5。

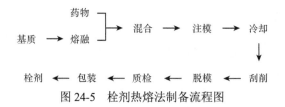

图 24-5　栓剂热熔法制备流程图

先将栓模洗净、擦干，用少许润滑剂涂布于模型内部。然后按药物性质以不同方法加入药物，混合均匀，倾入栓模内至稍溢出模口，放冷，待完全凝固后，用刀切去溢出部分，开启模型，将栓剂推出即可。该法适用于油脂性基质和水溶性基质的栓剂的制备。

栓剂药物的加入方法一般包括：①不溶性药物，一般应粉碎成细粉，再与基质混匀；②油溶性药物,可直接溶解于已熔化的油脂性基质中;③水溶性药物,可直接与已熔化的水溶性基质混匀;或用适量羊毛脂吸收后,与油脂性基质混匀。

栓剂模孔需用润滑剂润滑,以便于冷凝后取出栓剂。常用的润滑剂有两类:①油脂性基质的栓剂常用肥皂、甘油各 1 份与 90% 乙醇 5 份制成的醇溶液;②水溶性或亲水性基质的栓剂常用油性润滑剂,如液状石蜡、植物油等。

【仪器与材料】

1. 仪器 蒸发皿、水浴锅、栓剂模具、栓剂融变实验仪、分析天平、滴定设备等。

2. 材料与试剂 磺胺嘧啶锌、半合成脂肪酸甘油酯、甘油、亚硝酸钠试液、碱性 β- 萘酚试液、亚铁氰化钾试液、稀盐酸、0.025% 甲基红的乙醇溶液、氨试液、氨 - 氯化铵缓冲液(pH 10.0)、铬黑 T 指示剂、乙二胺四乙酸二钠、肥皂、90% 乙醇等。

【实验内容与步骤】

(一)处方

磺胺嘧啶锌 10 g,半合成脂肪酸甘油酯 30 g,制成 20 粒,每粒重 2.0 g。

(二)制备

取半合成脂肪酸甘油酯,置水浴上加热熔化,温度降至约 50℃,加入磺胺嘧啶锌细粉,迅速搅拌至黏稠状态时,注入涂有润滑剂的栓剂模具中,待凝固后,刮平,取出,包装,即得。

(三)质量评价

1. 性状 本品为乳白色栓剂。

2. 鉴别 取本品 1 粒,加稀盐酸 5 mL,水浴加热熔化后取溶液 2 mL,加亚硝酸钠试液数滴,滴加碱性 β- 萘酚试液,生成猩红色沉淀。取溶液 1 mL,加亚铁氰化钾试液,即生成白色沉淀,放置后变为灰色。

3. 磺胺嘧啶锌含量测定 取本品 5 粒,精密称定,求出平均粒重后,微温使其熔化,混匀冷凝后精密称定其适量(相当于磺胺嘧啶 0.5 g),置锥形瓶中,加稀盐酸 25 mL,置水浴上加热使溶解。加水 25 mL 于其中,加 0.025% 甲基红的乙醇溶液 1 滴,滴加氨试液至溶液显微黄色,再加氨 - 氯化铵缓冲液(pH 10.0)20 mL 与铬黑 T 指示剂少许,用乙二胺四乙酸二钠(0.05 mol/L)滴定至溶液自紫色变为纯蓝色。每 1 mL 的乙二胺四乙酸二钠液(0.05 mol/L)相当于 28.20 mg 的磺胺嘧啶锌($C_{20}H_{18}N_8O_4S_2Zn$)。

4. 融变时限 融变时限检查参照《中国药典》2020 年版四部栓剂项"融变时限检查法"进行,应符合《中国药典》有关项下规定。测定栓剂在体温(37℃ ±1℃)下软化、融化或溶解的时间。取栓剂 3 粒,在室温放置 1 h 后,进行检查。如有 1 粒不合格应另取 3 粒复试,应符合规定。(药典规定:油脂性基质的栓剂应在 30 min 内全部融化或软化或无硬心;水溶性基质的栓剂应在 60 min 内全部溶解)

5. 重量差异 重量差异限度检查参照《中国药典》2020 年版四部栓剂项"重量差异限度检查法"进行。应符合《中国药典》有关项下规定。

6. 微生物限度 微生物限度检查参照《中国药典》2020 年版四部"微生物限度检查法"进行,应符合《中国药典》有关项下规定。

（四）作用与疗效

用于慢性溃疡性直肠炎和溃疡性乙状结肠炎的治疗。

（五）实验结果

实验结果记录于表 24-1 中，并评价其质量。

表 24-1　磺胺嘧啶锌栓剂的质量检查结果

品名	评价指标			
	外观（外表、内部）	重量（g）	重量差异限度（合格否）	融变时限（min）
磺胺嘧啶锌栓剂				

【注意事项】　半合成脂肪酸甘油酯为油脂性基质，随温度升高，其体积增大，灌模时应注意混合物的温度，温度太高，冷却后栓剂易发生中空和顶端凹陷。另外，若药物混杂在基质中，灌模温度太高则药物易于沉降，影响含量均匀度。灌模温度太低，难以一次性完成灌模。故最好在熔融的含药基质具有一定的黏稠度时灌模，灌至模口稍有溢出为宜，且要一次完成灌模。灌好的模型应置适宜的温度下冷却一定时间，冷却的温度不足或时间短，常发生黏模；相反，冷却温度过低或时间过长，则又可产生栓剂破碎。

【讨论与思考】

1. 热熔法制备栓剂应注意什么问题？

2. 为什么栓剂要测定融变时限？

3. 讨论栓剂基质选择时应考虑的因素。

第四节　磺胺嘧啶锌的药敏试验

【实验目的】　掌握药敏试验的方法和原理。

【实验原理】　药物敏感试验简称药敏试验（或耐药试验），旨在了解病原微生物对各种抗生素的敏感（或耐受）程度，以指导临床合理选用抗生素药物的微生物学实验。

一种抗生素如果以很小的剂量便可抑制、杀灭致病菌，则称该种致病菌对该抗生素"敏感"。反之，则称为"不敏感"或"耐药"。为了解致病菌对哪种抗生素敏感，以合理用药，减少盲目性，往往应进行药敏试验。

将一定量细菌培养物接种在适当的培养基上，于一定条件下培养；同时将分别沾有磺胺药液的纸片贴在培养基表面（或用不锈钢圈，内放一定量抗生素溶液），培养一定时间后观察结果。因磺胺药液对细菌有抑制生长的作用，在药物纸片周围便出现抑制病菌生长而形成的"空圈"，称为抑菌圈。抑菌圈大小与致病菌对各种抗生素的敏感程度成正比关系。

【仪器与材料】

1. 仪器　接种环、酒精灯、打孔机、移液器、滴头、磺胺药液空瓶、定性滤纸、培养皿、镊子、酒精灯、温箱、不锈钢圆管、超净工作台等。

2. 材料与试剂　大肠杆菌、普通营养琼脂培养基、蒸馏水、乙醇、药敏试纸（购买或自制，详见实验准备）等。

【实验内容与步骤】

（一）药敏试纸的准备

取定性滤纸，用打孔机打成 6 mm 直径的圆形小纸片。取圆纸片 50 片放入清洁干燥的磺胺药液空瓶中，瓶口以单层牛皮纸包扎。经 0.2 MPa 15 ～ 20 min 高压消毒后，放在 37℃温箱或烘箱中数天，使完全干燥。

在上述含有 50 片圆纸片的磺胺药液瓶内加入药液 0.25 mL，并翻动纸片，使各纸片充分浸透药液，翻动纸片时不能将纸片捣烂。同时在瓶口上记录药物名称，放 37℃温箱内过夜，干燥后即密盖，如有条件可真空干燥。切勿受潮，置阴暗干燥处存放，有效期 3 ～ 6 个月。

（二）药敏试验

在超净工作台中，用经（酒精灯）火焰灭菌的接种环挑取适量细菌培养物，以划线方式将细菌涂布到平皿培养基上。用灭菌接种环取适量细菌分别在平皿边缘相对四点涂菌，以每点开始划线涂菌至平皿的 1/2。然后，找到第二点划线至平皿的 1/2，依次划线，直至细菌均匀密布于平皿。（另：可挑取待试细菌于少量生理盐水中制成细菌混悬液，用灭菌棉拭子将待检细菌混悬液涂布于平皿培养基表面。要求涂布均匀致密）

将镊子于酒精灯火焰上灭菌后略停，取药敏片贴到平皿培养基表面中央。为了使药敏片与培养基紧密相贴，可用镊子轻按几下药敏片。将平皿培养基置于 37℃温箱中培养 24 h 后，观察效果。

（三）结果观察与判定

在涂有细菌的琼脂平板上，抗菌药物在琼脂内向四周扩散，其浓度呈梯度递减，因此在纸片周围一定距离内的细菌生长受到抑制。过夜培养后形成一个抑菌圈，抑菌圈越大，说明该菌对此药敏感性越大，反之越小，若无抑菌圈，则说明该菌对此药具有耐药性。其直径大小与药物浓度、划线细菌浓度有直接关系。

药敏试验的结果，应按抑菌圈直径大小作为判定敏感度高低的标准。

药敏试验判定标准［抑菌圈直径（mm）敏感度］：① 20 mm 以上极敏；② 15 ～ 20 mm 高敏；③ 10 ～ 14 mm 中敏；④ 10 mm 以下低敏；⑤ 0 不敏。

【注意事项】

1. 培养基应根据试验菌的营养需要进行配制。倾注平板时，厚度合适（5 ～ 6 mm），不可太薄，一般 90 mm 直径的培养皿，倾注培养基 18 ～ 20 mL 为宜。培养基内应尽量避免有抗菌药物的拮抗物质，如钙、镁离子能减低氨基糖苷类的抗菌活性，胸腺嘧啶核苷和对氨基苯甲酸（PABA）能拮抗磺胺药和甲氧苄啶的活性。

2. 细菌接种量：细菌接种量应恒定，如太多，抑菌圈变小，能产酶的菌株更可破坏药物的抗菌活性。

3. 一般培养温度和时间为 37℃ 培养 8 ～ 18 h，有些抗菌药如多黏菌素扩散慢，可将已放好抗菌药的平板培养基，先置 4℃冰箱内 2 ～ 4 h，使抗菌药预扩散，然后再放 37℃温箱中培养，可以推迟细菌的生长，从而得到较大的抑菌圈。

【讨论与思考】

1. 还有什么别的方法可以测定磺胺的药敏性？

2. 如何采用药敏试验来帮助临床患者选用抗生素？

（孙明娜　杜玲然　张　羽　吴文浩）

实验二十五　硝苯地平的合成、杂质检查、缓释片制备及体内药动学研究

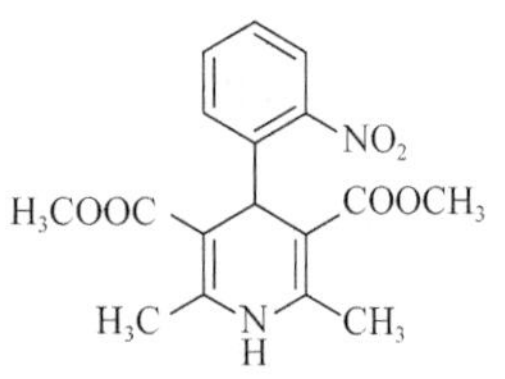

图 25-1　硝苯地平的化学结构

硝苯地平（nifedipine），化学名称为 2,6- 二甲基 -4-(2- 硝基苯基)-1,4- 二氢 -3,5- 吡啶二甲酸二甲酯，化学结构见图 25-1。

硝苯地平为二氢吡啶类钙通道阻滞剂，具有很强的扩血管作用，用于预防和治疗冠心病、心绞痛，特别是变异型心绞痛和冠状动脉痉挛所致心绞痛。对呼吸功能没有不良影响，故适用于有呼吸道阻塞性疾病的心绞痛患者，其疗效优于 β 受体拮抗剂。还适用于各种类型的高血压，对顽固性、重度高血压也有较好疗效。由于能降低后负荷，对顽固性充血性心力衰竭亦有良好疗效，本品宜长期服用。

本实验设计了 4 个内容，包括硝苯地平的合成，高效液相色谱法进行硝苯地平有关物质的检查，硝苯地平缓释片的制备与评价及硝苯地平缓释片的体内药动学和生物利用度评价。在教学过程中，可根据实际情况采用。

第一节　硝苯地平的合成

【实验目的】

1. 掌握二氢吡啶类化合物的合成方法。

2. 熟悉 Hantzsch 反应在二氢吡啶类心血管药物生产中的应用。

【实验原理】　硝苯地平为黄色结晶性粉末，无臭，无味，无吸湿性。极易溶于丙酮、二氯甲烷、三氯甲烷。溶于乙酸乙酯，微溶于甲醇、乙醇，几乎不溶于水。

目前，硝苯地平通常采用 Hantzsch 法制备。Hantzsch 反应（韩奇反应）是由一分子醛、两分子 β- 酮酸酯和一分子氨发生缩合反应，得到二氢吡啶衍生物。硝苯地平即由乙酰乙酸甲酯、邻硝基苯甲醛、碳酸氢铵在甲醇中经 Hantzsch 反应得到，反应式见图 25-2。

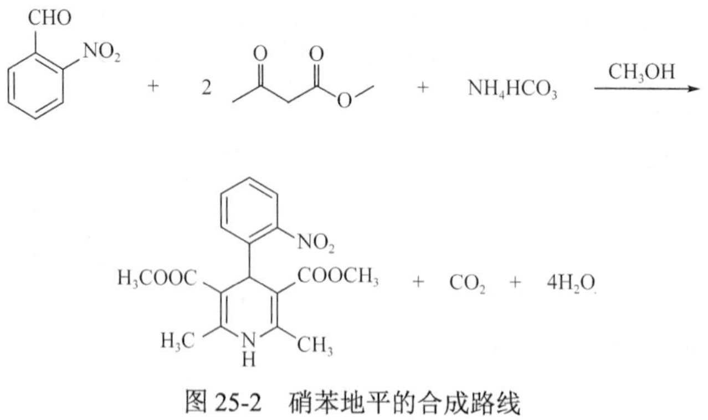

图 25-2　硝苯地平的合成路线

【仪器与材料】

1. 仪器　回流装置、蒸馏装置、加热磁力搅拌器、抽滤装置、圆底烧瓶、球形冷凝管等。

2. 材料与试剂　邻硝基苯甲醛、乙酰乙酸甲酯、碳酸氢铵、甲醇等。

【实验内容与步骤】

（一）硝苯地平粗品的制备

在装有球形冷凝管的 25 mL 圆底烧瓶中，依次加入邻硝基苯甲醛 1.51 g（10 mmol）、乙酰乙酸甲酯 3.02 g（26 mmol）、碳酸氢铵 1.03 g（13 mmol）和甲醇 3 mL。原料混合均匀后，搅拌下缓慢加热至 50℃，保温反应 1 h，然后加热至回流，继续反应 1.5 h，待反应完毕后冷却至室温，改为蒸馏装置，蒸出部分甲醇至有结晶析出为止，抽滤。结晶用少量甲醇洗涤，干燥后得硝苯地平粗品，称重。

（二）硝苯地平的精制

硝苯地平粗品用 7～8 倍体积的甲醇重结晶，必要时可趁热过滤，静置，冷却，抽滤，用少许冰甲醇洗涤，干燥得黄色结晶，称重并计算收率。

【注意事项】　为了防止碳酸氢铵分解速度过快，分解的氨气不能充分利用，故实验过程中先不加热原料混合物，搅拌至原料混合物均匀后再开始缓慢加热。

【讨论与思考】

1. 本实验 Hantzsch 反应中的氨源是什么？怎么产生？

2. 本实验 Hantzsch 反应的反应历程是什么？

3. 若乙酰乙酸甲酯换为乙酰乙酸乙酯，同时甲醇换为乙醇，其他条件不变，则生成的产物是什么？

4. 本实验中能否将碳酸氢铵换为氨水？

第二节　高效液相色谱法进行硝苯地平有关物质的检查

【实验目的】

1. 熟悉高效液相色谱仪的工作原理、仪器构造及操作方法。

2. 掌握高效液相色谱法检查药物杂质的操作方法。

【实验原理】

硝苯地平在光照和氧化剂存在条件下分别生成两种降解氧化产物：①杂质Ⅰ，2,6-二甲基-4-（2-硝基苯基）-3,5-吡啶二甲酸二甲酯；②杂质Ⅱ，2,6-二甲基-4-（2-亚硝基苯基）-3,5-吡啶二甲酸二甲酯，结构见图 25-3。其中光催化氧化反应除将二氢吡啶芳构化（这是 1,4-二氢吡啶类钙通道阻滞剂的共有的降解反应）以外，还能将硝基转化为亚硝基，杂质Ⅱ为硝苯地平的主要光分解产物，对人体极为有害，《中国药典》规定采用高效液相色谱法进行相关物质的检查。

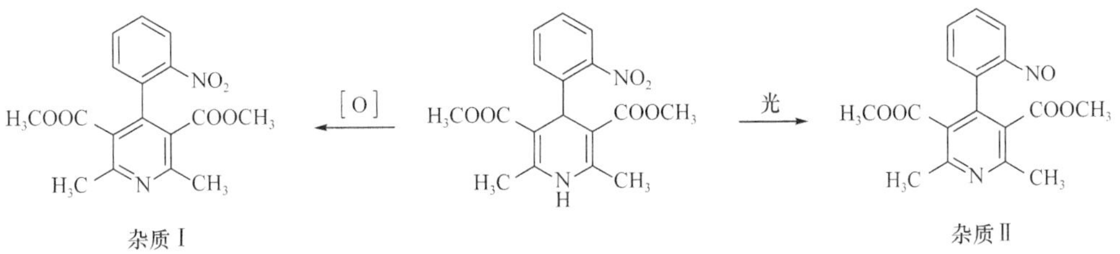

图 25-3　硝苯地平氧化产物的结构

【仪器与材料】

1. 仪器 高效液相色谱仪、分析天平（万分之一）、称量瓶、称量纸、试管、胶头滴管、容量瓶、微量注射器、量筒、温度计、湿度计等。

2. 材料与试剂 硝苯地平及其对照品、甲醇、水、2,6-二甲基-4-（2-硝基苯基）-3,5-吡啶二甲酸二甲酯（杂质Ⅰ）对照品、2,6-二甲基-4-（2-亚硝基苯基）-3,5-吡啶二甲酸二甲酯（杂质Ⅱ）对照品等。

【实验内容与步骤】

（一）供试品与对照品溶液的制备

1. 供试品溶液的制备 取硝苯地平，精密称定，加甲醇溶解并定量稀释制成每 1 mL 中约含 1 mg 的溶液，作为供试品溶液。

2. 对照品储备液的制备 取 2,6-二甲基-4-（2-硝基苯基）-3,5-吡啶二甲酸二甲酯（杂质Ⅰ）对照品与 2,6-二甲基-4-（2-亚硝基苯基）-3,5-吡啶二甲酸二甲酯（杂质Ⅱ）对照品，精密称定，加甲醇溶解并定量稀释制成每 1 mL 中约含 10 μg 的混合溶液，作为对照品储备液。

3. 对照溶液的制备 分别精密量取供试品溶液与对照品储备液各适量，用流动相定量稀释制成每 1 mL 中分别含硝苯地平 2 μg、杂质Ⅰ 1 μg 与杂质Ⅱ 1 μg 的混合溶液，作为对照溶液。

（二）系统适用性溶液

取硝苯地平、杂质Ⅰ对照品与杂质Ⅱ对照品各适量，加甲醇溶解并稀释制成每 1 mL 中各约含 1 mg、10 μg 与 10 μg 的混合溶液。

（三）色谱条件

用十八烷基硅烷键合硅胶为填充剂；以甲醇-水（60∶40）为流动相；检测波长为 235 nm；进样体积为 20 μL。

（四）测定法及限度

精密量取供试品溶液与对照溶液各 20 μL，分别注入高效液相色谱仪，记录色谱图至主成分峰保留时间的 2 倍。供试品溶液的色谱图中如有与杂质Ⅰ峰、杂质Ⅱ峰保留时间一致的色谱峰，按外标法以峰面积计算，均不得超过 0.1%；其他单个杂质峰面积不得大于对照溶液中硝苯地平峰面积（0.2%）；杂质总量不得过 0.5%。

【注意事项】

1. 高效液相色谱法测定时，流动相在使用前必须经过超声波脱气处理。

2. 每次进完样品后应用溶解样品的溶剂清洗进样器。

【讨论与思考】

1. 什么是系统适用性试验？为何要进行系统适用性试验？

2. 根据实验结果，判断供试品质量是否合格。

3. 本实验哪些因素对结果会产生影响？

第三节　硝苯地平缓释片的制备与评价

【实验目的】

1. 掌握缓释制剂的制备工艺。

2. 熟悉缓释制剂的基本原理与设计方法。

3. 熟悉缓释片释放度的测定方法。

【实验原理】　缓释（sustained-release）制剂系用药后能在机体内缓慢释放药物，使药物在较长时间内维持有效血药浓度的制剂，药物的释放通常符合一级或 Higuchi 动力学过程。与普通制剂相比，缓释制剂可减少服药次数，提高患者用药的依从性；另外，缓释制剂的药物释放缓慢，给药后血药浓度较平稳，可避免血药浓度的峰谷现象，降低药物的毒副作用。缓释制剂按剂型分类主要有片剂、颗粒剂、小丸、胶囊等类型。缓释片又分为骨架片、膜控片、胃内漂浮片等。

硝苯地平是二氢吡啶类钙通道阻滞剂，是目前临床上治疗高血压的一线药物。但是该药物半衰期较短（$t_{1/2}$ 约为 3.4 h），导致临床用药次数频繁、血药浓度波动较大等问题，易使患者产生反射性心率加快、面部潮红、头痛、头胀等不良反应。为提高患者用药的依从性，减少硝苯地平的给药次数，降低血药浓度波动而引起及不良反应，可将硝苯地平制成缓释片。

【仪器与材料】

1. 仪器　高效液相色谱仪、电子天平、单冲压片机、溶出仪、脆碎度仪、容量瓶、研钵等。

2. 材料与试剂　硝苯地平、羟丙甲纤维素（HPMC，黏度：4000MPa·s）、乳糖、硬脂酸镁、聚乙烯吡咯烷酮（PVP）、硝苯地平普通片、甲醇、三氯甲烷等。

【实验内容与步骤】

（一）硝苯地平缓释片的处方

硝苯地平	30 g
HPMC	60 g
乳糖	50 g
硬脂酸镁	0.2%
共制成	1000 片

（二）制备工艺

1. 取硝苯地平原料药与辅料分别过 100 目筛。

2. 称取处方量的硝苯地平原料药与辅料，并按等量递增法将二者混合均匀。

3. 用 10% PVP（乙醇：水 =50：50）溶液制成软材，用 18 目筛制粒。

4. 颗粒在 60℃下干燥，用 16 目筛整粒，称重。加入 0.2% 的硬脂酸镁混匀。

5. 计算片重，压片，即得。

（三）质量检查

1. 外观　无斑点、光洁美观。

2. 重量差异　按《中国药典》2020 年版四部制剂通则相关检查项，用精密天平测定。

3. 脆碎度　按《中国药典》2020 年版四部制剂通则 0923 相关检查项，使用脆碎度仪测定。

4. 硝苯地平含量测定方法　采用高效液相色谱仪测定片剂中硝苯地平的含量。

（1）色谱条件：ODS 色谱柱（150 mm×4.6 mm，5 μm）；流动相：甲醇 - 水（65：35，V/V）；流速：1.0 mL/min；检测波长：238 nm；温度：室温；进样量：20 μL；理论塔板数以硝苯地平峰计算应不小于 3000，且与相邻杂质峰的分离度符合要求。

（2）标准曲线的制备：精密称取 105℃干燥至恒重的硝苯地平对照品 10 mg，置于 100 mL 容量瓶中，加甲醇溶解并稀释至刻度，摇匀，作为硝苯地平对照储备液。精密量取储备液配制成浓度为 5 μg/mL、10 μg/mL、20 μg/mL、30 μg/mL、40 μg/mL、50 μg/mL 的硝苯地平对照品溶液。按上述照高效液相色谱条件，测定硝苯地平对照品溶液的峰面积。以硝苯地平的峰面积 A 对其质量浓度 C 回归，求线性方程，得标准曲线。

（3）含量测定：取自制硝苯地平缓释片 20 片，精密称定，研细，精密称取粉末适量（约相当于硝苯地平 30 mg），置研钵中加三氯甲烷 2 mL 研磨，用甲醇分次定量转移至 100 mL 容量瓶中，振荡使硝苯地平溶解并稀释至刻度，摇匀，滤过。精密吸取续滤液 2 mL，置 10 mL 容量瓶中，加甲醇定容，按上述照高效液相色谱条件，记录硝苯地平峰面积 A。将硝苯地平峰面积 A 代入标准曲线，计算片剂中硝苯地平的含量。

5. 体外释放实验 分别取硝苯地平缓释片、普通片各 6 片，按照《中国药典》2020 年版四部通则 0931 第二法（桨法）测定，以蒸馏水 900 mL 为释放介质，温度 37℃ ±1℃，转速为 90 r/min，于 0.25 h、0.5 h、1 h、2 h、3 h、4 h、6 h、8 h、12 h、24 h，分别取释放液 5 mL，过滤，并及时在溶出杯中补充相同温度的释放介质 5 mL。将续滤液按色谱条件注入高效液相色谱仪进行测定，记录硝苯地平峰面积 A，代入标准曲线，求得各取样时间点释放液中药物的浓度，计算各时间点硝苯地平的累积释放量。

【注意事项】

1. 制软材时，PVP 溶液用量要适宜，使软材达到手握成团、轻压即散的状态。

2. 制颗粒时，不宜细粉太多，否则容易出现重量差异超限、裂片等问题。

3. 做体外释放实验时，取样后需要及时补液。

【讨论与思考】

1. 常有的片剂的制备方法有哪些？

2. 片剂的崩解时限合格，是否其溶出度必定合格？为什么？

3. 片剂制备中可能发生的问题及其原因分析。

4. 请对硝苯地平缓释片的处方进行分析。

5. 请比较硝苯地平缓释片与普通片的体外释放是否有差异，并分析其原因。

6. 设计口服缓释制剂时需要考虑哪些影响因素？

第四节 硝苯地平缓释片的体内药动学和生物利用度评价

【实验目的】

1. 熟悉硝苯地平缓释片的体内药动学过程及其生物利用度评价。

2. 结合前期体外释放数据，考察硝苯地平缓释片的体内吸收与体外释放的相关性。

【实验原理】 研究硝苯地平缓释片和对照普通速释片的体内药动学过程。给药后于不同时间点经家兔耳缘静脉取血样，采用简便、快速、灵敏的反相高效液相色谱法，测定血浆中硝苯地平的浓度。

测定结果用 3P97 药动学程序进行处理，模拟药时曲线，并计算各项药动学参数。以 k、C_{max} 和 AUC 为指标，综合评价硝苯地平缓释片和对照普通速释片的相对生物利用度。同时以硝苯地平缓释片不同时间的体内吸收分数 F_A 对其相应时间的体外释放百分率 F 进行线性回归，求回归直线方程和相关系数，考察硝苯地平缓释片的体内吸收与体外释放的相关性。

【仪器与材料】

1. 仪器　高效液相色谱仪、离心机、旋涡混合器、pH 计、恒温加热器、磁力搅拌器、具塞玻璃试管、尖底玻璃试管、容量瓶等。

2. 材料与试剂　家兔（12 只，2.0 ～ 2.5 kg，雌雄不拘）、硝苯地平普通速释片、硝苯地平缓释片、硝苯地平标准品、桂利嗪标准品、正己烷（分析纯）、乙醚（分析纯）、肝素钠、甲醇（色谱）、氮气、1 mol/L NaOH 溶液等。

【实验内容与步骤】

1. HPLC 色谱条件　Agilent C_{18} 柱（150 mm×4.6 mm，5 μm）；柱温：25℃；流动相：甲醇-水（60∶40，V/V）；流速：0.8 mL/min；检测波长：235 nm；进样量：20 μL。

2. 血浆样品的预处理方法　精密量取血浆样品 0.5 mL 于 10 mL 具塞玻璃试管中，加入内标甲醇溶液（含桂利嗪 200 ng）及 1 mol/L NaOH 溶液 0.4 mL，涡旋混匀，加入提取溶剂（乙醚:正己烷 =1∶1）5 mL，涡旋萃取 1 min，3000 r/min 离心 5 min，吸取上层提取液于 5 mL 尖底玻璃试管中，40℃恒温水浴下用氮气吹干，用乙醚淋洗管壁，再次吹干。残渣以 60 μL 甲醇溶解进样。

3. 硝苯地平标准品储备液的制备　精密称取硝苯地平标准品 0.0050 g，用甲醇溶解并定容于 10 mL 容量瓶中，摇匀，得 0.5 mg/mL 硝苯地平标准品储备液，在 4℃冰箱中保存备用。

4. 标准曲线与线性范围　于 10 mL 具塞玻璃试管中，依次精密加入空白血浆 0.5 mL，加入系列浓度的硝苯地平标准溶液 10 μL，从而得到系列浓度的模拟血浆样品，按照 2 项下"血浆样品的预处理方法"处理后，在 1 项色谱条件下进行检测，记录色谱图，以硝苯地平与桂利嗪的峰面积比 R 对硝苯地平的浓度 C 进行线性回归，求回归方程。

5. 萃取回收率（绝对回收率）试验　精密量取空白血浆 0.5 mL，照 4 项下"标准曲线与线性范围"方法制备 10 ng/mL、50 ng/mL、100 ng/mL 低、中、高三种浓度的模拟血浆样品，照 2 项下"血浆样品的预处理方法"处理，取 20 μL 进样，记录色谱图。另取等量的硝苯地平标准溶液和内标溶液，分别用流动相稀释至 100 μL，取 20 μL 进样，记录色谱图。分别以萃取后的样品峰面积与未经处理的样品溶液峰面积比，计算硝苯地平萃取回收率。

6. 精密度和方法回收率试验　精密量取空白血浆 0.5 mL，照 4 项下"标准曲线与线性范围"方法制备 10 ng/mL、50 ng/mL、100 ng/mL 低、中、高三种浓度的模拟血浆样品，然后照 2 项下"血浆样品的预处理方法"处理，取 20 μL 进样，记录色谱图。在同一天内连续测定三次，计算日内变异；同法操作，连续测定三天，计算日间变异。同时将所得峰面积比 R 代入回归方程，计算方法回收率。

7. 硝苯地平普通速释片与缓释片的体内药动学试验　将 12 只家兔（2.0 ～ 2.5 kg）随机分为两组，每组 6 只。服药前禁食 12 h，不禁水。第一组给予硝苯地平普通速释片 20 mg，第二组给予硝苯地平缓释片 20 mg，同时各喂水 50 mL。第一组于给药后 15 min、30 min、45 min、1 h、1.5 h、2 h、2.5 h、3 h、4 h、5 h、6 h、8 h、10 h、12 h、18 h 和 24 h；第二组于给药后 0.5 h、1 h、2 h、3 h、4 h、5 h、6 h、8 h、10 h、12 h、18 h、24 h 和 36 h 取家兔耳缘静脉血 2 mL 置肝素化试管中，以 3500 r/min 离心 10 min，取上层血浆，于 –20℃冰箱冷冻放置。

8. 血浆样品预处理与测定　血样预处理方法见 2 项下，取 20 μL 进样，得高效液相色谱图，浓度以内标法，将硝苯地平与桂利嗪的峰面积比 R 代入标准曲线方程求得。

9. 药动学分析　将每只家兔的血药浓度、时间数据用 3P97 药动学程序进行处理，根据最小化信息量准则（AIC）综合判断硝苯地平的体内药动学特征，求算各项药动学参数。

10. 生物利用度的评价　根据生物利用度 $F=(\mathrm{AUC_T}/D_T)/(\mathrm{AUC_R}/D_R)\times100\%$，计算硝苯地平普通速释片和缓释片的相对生物利用度，综合考虑 $T_{\max}$ 和 $C_{\max}$，评价其相对生物利用度。

11. 体内外相关性　根据 Wagner-Nelson 公式，计算家兔口服硝苯地平缓释片后在体内不同时间的吸收分数 F_A $\left[F_A = (X_A)_T/(X_A)_\infty = (C_t + K_e\int_0^t C_t\mathrm{d}t)/(K_e\int_0^\infty C_t\mathrm{d}t) \right]$，以硝苯地平缓释片不同时间的体外释放百分率 F_R 对其在体内相应时间的吸收分数 F_A 进行回归，求相关方程，评价其体内外相关性。

【注意事项】

1. 硝苯地平的血浆浓度低，色谱分析易有干扰峰。本实验使用甲醇沉淀蛋白，碱化后再用正己烷提取，该方法回收率和专一性均较高，是一种较为理想的提取方法。但应注意，有机溶剂质量差时常出现干扰，故必须重蒸或用色谱纯。

2. 血清、标准液等试剂量应准确。

3. 动物取样时间较长，实验过程中，可给动物补充适量的水分。

【讨论与思考】

1. 对于生物样品的分析方法验证有哪些基本原则？

2. 根据两种制剂的药动学参数和生物利用度，评价制备的缓释片的特征，并设计相应的给药方案。

3. 联系药剂实验的体外释放百分率 F 和本实验的吸收分数 F_A，评级体内外相关性，判断是否可以通过体外释药曲线预测体内生物利用度。

（孙明娜　韦敏燕　李　欣　吴文浩）

实验二十六　重组胰岛素的表达纯化、纳米微球制备和小鼠耐量试验

　　胰岛素是由胰岛 B 细胞分泌的一种蛋白质激素，胰岛素参与机体糖原、脂肪和蛋白质代谢，是临床糖尿病治疗的一线药物。早期用于临床的胰岛素主要从猪、牛等动物胰腺中进行提取，但这些胰岛素与人胰岛素的氨基酸组成有所差异，长期使用会引起不同程度的免疫反应。基因工程的出现使重组人胰岛素生产成为可能，1982 年重组人胰岛素作为第一种用重组 DNA 技术获得的药品投放市场。

　　胰岛素由 A 和 B 两条多肽链组成，A 链含 21 个氨基酸残基，B 链由 30 个氨基酸残基组成。人胰岛素体内合成过程并非胰岛素基因的直接产物，而是由胰岛素基因控制先合成前胰岛素原（S-B-C-A，其中 S 为信号肽，C 代表含 35 个氨基酸的 C 肽），前胰岛素原经过信号肽酶、胰蛋白酶和羧肽酶 B 切割除去信号肽 S 和 C 肽，形成由 A 链和 B 链组成的富有空间结构的胰岛素激素。目前人们更多地通过基因工程发酵生产胰岛素原，然后加工生成有活性的人胰岛素。胰岛素原及其类似物基因在许多系统如大肠杆菌（*E. coli*）、酵母、枯草杆菌及链球菌中都得到了表达。

　　本实验共设计了 6 个内容，包括重组胰岛素原在大肠杆菌中的表达，重组胰岛素原的纯化及复性，重组胰岛素的生成和纯化，重组胰岛素原及胰岛素的监测，小鼠的胰岛素耐量试验，胰岛素的二氧化硅负载试验。在教学过程中，可根据实际情况采用。

第一节　重组胰岛素原在大肠杆菌中的表达

【实验目的】

1. 掌握重组蛋白质诱导表达的方法。

2. 熟悉大肠杆菌蛋白表达系统及其优缺点。

【实验原理】　将人胰岛素原基因片段重组到质粒中，构成重组基因或重组体。然后将这种重组体经微生物学的转化技术，转入受体菌（如大肠杆菌）中，使重组体中的人胰岛素原基因在受体菌中得以表达。

　　在大肠杆菌表达系统中，外源基因通常需要诱导剂的诱导才能表达，在实验中，通常使用异丙基 -*β-D-* 硫代半乳糖苷（IPTG）作为诱导剂。IPTG 能特异性结合阻遏蛋白，使阻遏蛋白的构象发生变化而不能与操纵基因结合，RNA 聚合酶不再受到阻碍，外源基因开始发生转录并高效表达。

【仪器与材料】

1. 仪器　恒温摇床、离心机、恒温水浴锅、高压灭菌锅、电子天平、制冰机、三角培养瓶、移液器、培养皿等。

2. 材料与试剂　*E. coli* BL21(DE3) 感受态菌液、pET28a(+)- 胰岛素原重组质粒、胰蛋白胨、酵母提取物、氯化钠，琼脂粉，卡那霉素，异丙基 -*β-D-* 硫代半乳糖苷等。

【实验内容与步骤】

（一）胰岛素原重组质粒的转化

取 *E.coli* BL21(DE3) 感受态菌液 50 μL，加 pET28a(+)- 胰岛素原重组质粒 1 ～ 2 μL，轻轻混匀，冰浴约 30 min；取出，42℃ 循环水浴热激 90 s，然后迅速冰浴约 2 min；取出，加无抗 LB 液体培养基约 400 μL，37℃、200 r/min 复苏约 1 h；取复苏后的培养物均匀涂布于含卡那霉素的 LB 固体培养基上，37℃ 倒置培养过夜。

（二）重组胰岛素原的表达

挑一个转化胰岛素原重组质粒的单菌落接种于 LB 液体培养基（含 30 mg/L 卡那霉素）中，37℃ 过夜培养；取 5 mL 过夜培养物，转接于 500 mL LB 液体培养基中（抗生素同上），37℃ 培养约 3 h 至对数生长期（OD_{600}=0.6 ～ 0.8）；在培养物中加入 IPTG 至终浓度为 0.5 mmol/L，37℃ 诱导表达约 4 h；4000 r/min 离心 10 min，收集菌体。

【注意事项】

1. 诱导时要进行无菌操作。

2. 胰岛素原重组质粒可根据 NCBI 数据库中已公布的人胰岛素原基因序列，将密码子优化为大肠杆菌偏爱密码子，在相关公司全合成胰岛素原基因并构建表达质粒。

3. LB 液体培养基：称取 10 g 胰蛋白胨，5 g 酵母提取物，10 g 氯化钠，加水溶解，定容至 1 L，于 121℃，高压灭菌 30 min，4℃ 保存。

4. LB 固体培养基：称取 2 g 胰蛋白胨，1 g 酵母提取物，2 g 氯化钠，3 g 琼脂粉，加水溶解，定容至 200 mL，于 121℃，高压灭菌 30 min，冷却至 50℃ 左右时加入卡那霉素后混匀，倒平板，封口膜封存，4℃ 保存。

【讨论与思考】

1. 影响外源蛋白在大肠杆菌中表达的主要参数是什么？如何优化控制？

2. IPTG 对大肠杆菌的生长和外源蛋白的表达有什么影响？

第二节　重组胰岛素原的纯化及复性

【实验目的】

1. 掌握重组蛋白质纯化的各项实验操作技能。

2. 熟悉重组蛋白质分离纯化的基本步骤。

3. 熟悉离子交换色谱的基本原理。

【实验原理】

胰岛素原在大肠杆菌中主要以包涵体形式表达，形成不可溶、无活性的聚集体，必须通过体外变性溶解、复性等操作使其形成正确的高级结构才能得到具有预期生物活性的目的蛋白。本实验采用尿素为变性剂溶解包涵体，经离子交换色谱进行初步纯化，凝胶层析脱盐后复性，获得具有天然结构的重组胰岛素原。

离子交换色谱的固定相表面含有离子官能团（如 SO_3^{2-}、COO^-、NH_4^+ 等），因此带有电荷。这种电荷被流动相中的相反电荷的离子中和。当样品进入色谱柱后，样品离子便与流动相离子相互竞争固定相表面的电荷位置，并因竞争力的差异使样品组分得到分离。蛋白质等生物大分子通常呈两性，它们与离子交换剂的结合能力与其表面携带的电荷数目、蛋白质分子大小及电荷排布等有关。不同的蛋白质具有不同的氨基酸组成或空间结构，在同一条件下，以上性质存在差异，因而与离子交换剂的结合能力不同。洗脱时，随着流动相的 pH 或离子强度的改变，它们将以不同的速度从离子交换剂上洗脱下来，从而达到分离纯化的目的。

【仪器与材料】

1. 仪器　高压破碎仪、电子天平、DEAE- 琼脂糖快流速阴离子交换层析柱、Sephadex G-25 层析柱、快速蛋白液相色谱、移液器、培养皿等。

2. 材料与试剂　大肠杆菌、Tris、EDTA、NaCl、尿素、巯基乙醇、NaOH、甘氨酸、盐酸、乙酸、乙酸钠、还原型谷胱甘肽、氧化型谷胱甘肽等。

【实验内容与步骤】

（一）包涵体的收集和洗涤

大肠杆菌菌体按质量体积比 1∶10 重悬于缓冲液 A（0.1 mol/L Tris-HCl，10 mmol/L EDTA，0.1 mol/L NaCl，pH 8.0）；重悬菌液用高压破碎仪进行破碎后，以 12 000 r/min、4℃离心 30 min；弃去上清液，即得重组胰岛素原包涵体粗品。包涵体粗品用含 2 mol/L 尿素的缓冲液 A 进行重悬，离心（离心条件同上），弃上清液，反复操作 3 次，进行包涵体洗涤，去除包涵体中的杂蛋白。

（二）重组胰岛素原的纯化

DEAE- 琼脂糖快流速阴离子交换层析柱用缓冲液 B（30 mmol/L Tris-HCl，8 mol/L 尿素，pH 8.0）平衡，洗涤后的包涵体用含 0.3% 巯基乙醇的缓冲液 B 溶解后上柱，用含氯化钠的缓冲液 B 进行梯度洗脱（氯化钠的浓度从 0 mol/L 增加到 1 mol/L），流速为 1 mL/min，分管收集，SDS-PAGE 确定重组胰岛素原的组分（实验方法见第四节），合并含重组胰岛素原的洗脱液。

（三）重组胰岛素原的复性

初步纯化后的重组胰岛素原上样于 Sephadex G-25 层析柱，以缓冲液 C（50 mmol/L 甘氨酸 -NaOH，pH 9.5）进行洗脱，流速为 1 mL/min，分管收集，SDS-PAGE 确定重组胰岛素原组分（实验方法见第四节），合并含重组胰岛素原的洗脱液，加入还原型谷胱甘肽（终浓度为 2.5 mmol/L）和氧化型谷胱甘肽（终浓度为 0.25 mmol/L），使之形成稳定的具有天然结构的重组胰岛素原。

【注意事项】

1. DEAE- 琼脂糖快流速阴离子交换层析柱用缓冲液充分平衡后再上样。

2. 包涵体溶解后需高速离心或用 0.45 μm 微孔滤膜过滤后再上样。

【讨论与思考】

1. 上样浓度对阴离子交换色谱分离效果有何影响？

2. 洗脱液中的盐浓度对阴离子交换色谱分离效果有何影响？

第三节　重组胰岛素的生成和纯化

【实验目的】

1. 掌握凝胶层析的操作步骤。

2. 熟悉凝胶层析的基本原理及应用范围。

【实验原理】　重组人胰岛素原序列中含有胰蛋白酶和羧肽酶 B 的酶切位点，经过这两种酶的协同酶切去掉 C 肽后可以得到重组人胰岛素粗品，重组人胰岛素经过凝胶层析进一步纯化后可得到较纯的重组人胰岛素蛋白。

凝胶是一种具有多孔网状结构的不溶性颗粒物质，它对大小不同的物质具有不同的排阻效应，从而将被分离物质按分子大小的不同进行分离。凝胶层析广泛应用于生物大分子的分离、纯化、浓缩、脱盐、去热原等，其中 Sephadex G-10 到 G-25 通常用于分离肽及脱盐，G-75 到 G-200 可用于分离分子质量大于 10 kDa 的生物大分子。

【仪器与材料】

1. 仪器 高速冷冻离心机、Sephadex G-75 层析柱、快速蛋白液相色谱、冷冻干燥机、移液器、3 kDa 超滤管等。

2. 材料与试剂 胰蛋白酶、羧肽酶 B、ZnCl$_2$、乙酸钠、乙酸等。

【实验内容与步骤】

（一）重组胰岛素原的酶切转化

向含重组胰岛素原的复性液中，加入胰蛋白酶（用量 1/500）和羧肽酶 B（用量 1/1000）协同酶切 30 ~ 40 min，将重组胰岛素原转化为胰岛素，用 0.1 mol/L ZnCl$_2$ 终止反应并沉淀重组胰岛素，以 12 000 r/min、4℃ 离心 30 min，弃上清液，得重组胰岛素粗品。

（二）重组胰岛素的进一步纯化

将重组胰岛素粗品用上节用到的缓冲液 B 溶解，在 Sephadex G-75 层析柱上进行分离纯化，层析柱的平衡液和洗脱液均为 0.2 mol/L 乙酸钠 - 乙酸，pH 4.0。SDS-PAGE 确定重组胰岛素组分，收集含重组胰岛素的洗脱液，超滤浓缩并冻干，即得重组胰岛素最终产品。

【注意事项】

1. 在进行凝胶层析时，样品需高速离心或用 0.45 μm 微孔滤膜过滤。

2. 气泡将使凝胶层析柱效降低甚至形成微小的难以驱除的气室，为了防止气泡进入，流动相需要进行脱气处理。

【讨论与思考】

1. 凝胶层析的洗脱液主要起到什么作用？应该如何选择？

2. 洗脱速度对凝胶层析分离效果有何影响？

第四节　重组胰岛素原及胰岛素的监测

【实验目的】

1. 掌握垂直板电泳的实验操作技能。

2. 熟悉 SDS-PAGE 的基本原理。

【实验原理】 十二烷基硫酸钠聚丙烯酰胺凝胶电泳（SDS-PAGE）是一种常用的蛋白质分析技术。十二烷基硫酸钠（SDS）能与蛋白质结合，使蛋白质变性形成棒状结构并带上负电荷，从而降低或消除各种蛋白质分子之间的电荷差异。因此，电泳时 SDS- 蛋白质复合物将按其分子量大小进行迁移而彼此分离。在大肠杆菌表达纯化外源蛋白的实验中，SDS-PAGE 是必不可少的分析手段，常用于监测目的蛋白的表达情况、纯化过程及产品纯度等。

【仪器与材料】

1. 仪器　垂直板电泳槽、稳压稳流电泳仪、脱色摇床、移液器、小烧杯等。

2. 材料与试剂

上样缓冲液（4×）：1 mol/L Tris-HCl（pH 6.8）2.0 mL，SDS 0.8 g，甘油 4.0 mL，β- 巯基乙醇 0.4 mL，0.5 mol/L EDTA 1.0 mL，溴酚蓝 8 mg，加水定容至 10 mL。

电泳缓冲液：Tris 6 g，甘氨酸 28.8 g，SDS 1 g，加水定容至 1 L。

染色液：考马斯亮蓝 R-250 0.25 g，冰醋酸 50 mL，乙醇 200 mL，定容至 500 mL，过滤。

脱色液：乙醇 300 mL，冰醋酸 100 mL，加水定容至 1 L。

分离胶：30% 丙烯酰胺 3.0 mL，1.5 mol/L Tris-HCl（pH8.8）1.5 mL，水 1.38 mL，10% 过硫酸铵（现配）60 μL，10% SDS 60 μL，四甲基乙二胺（TEMED）4 μL，TEMED 最后添加，现配现用。

浓缩胶：30% 丙烯酰胺 0.5 mL，1 mol/L Tris-HCl（pH6.8）0.38 mL，水 2.04 mL，10% 过硫酸铵（现配）30 μL，10% SDS 30 μL，TEMED 2 μL，TEMED 最后添加，现配现用。

低分子量标准蛋白 Marker，胰岛素标准品等。

【实验内容与步骤】

（一）样品处理

将待测样品及胰岛素标准品溶液以 1∶4 的比例加入上样缓冲液，煮沸约 10 min。

（二）SDS-PAGE 的配制

将玻璃板在灌胶支架上固定好，迅速将配制好的分离胶注入两块玻璃板的间隙中，至胶面离玻璃板凹槽 2 ~ 3 cm 处，顺着玻璃板缓慢加入一层水，注意不要扰乱胶面。约 30 min 后，待观察到凝胶与水之间有一清晰界面时，倒出水并用滤纸吸干。将浓缩胶注入玻璃板间隙，至胶面与玻璃板凹槽处齐平，插入上样梳，待浓缩胶凝聚后（约 20 min），取出玻璃板及上样梳。

（三）上样及电泳

将凝胶玻璃板放入电泳槽，加入电泳缓冲液，然后用移液器依次加入待测样品 10 μL，胰岛素标准品和低分子量标准蛋白 Marker 3 μL。接通电源，调节电压至 90 V，待溴酚蓝到达分离胶时，将电压调至 120 V，至溴酚蓝到达凝胶边缘停止电泳。

（四）染色及脱色

取出玻璃板中的凝胶，放入染色液中，放在摇床上染色（约 30 min）。倒掉染色液，用水清洗数次，再把凝胶放入脱色液中进行脱色，直至蛋白质条带清晰，再用水清洗数次。

（五）结果分析

将凝胶小心放在一张白纸上，观察分析待测样品的条带，重组胰岛素原应为 13 kDa 附近的条带，重组胰岛素应为胰岛素标准品平行位置的条带。

【注意事项】

1. 丙烯酰胺有一定毒性，操作时要注意安全。

2. 取出玻璃板中的凝胶时，操作要小心，注意不要损坏凝胶。

【讨论与思考】

1. 要实现对整个表达纯化过程的监测，需要对哪些样品进行分析？

2. 如何选择分离胶的浓度？

第五节　小鼠的胰岛素耐量试验

【实验目的】
1. 检测小鼠对于胰岛素的敏感性。
2. 通过观察小鼠的血糖水平，进一步理解胰岛素的药理作用。

【实验原理】　胰岛素耐量试验主要用于检测机体对于胰岛素的敏感性。机体对胰岛素的敏感性表现为胰岛素对于血糖的影响，即胰岛素进入体内引起机体的血糖降低。胰岛素耐量试验通过注射胰岛素后检测小鼠 15 min、30 min、60 min 和 120 min 的血糖水平，再与注射胰岛素之前的血糖进行对比，观察小鼠体内葡萄糖的代谢情况，从而反映小鼠对于胰岛素的敏感性。

【仪器与材料】
1. 仪器　血糖仪、胰岛素注射器、计时器、鼠笼、手术刀片、电子天平等。
2. 材料与试剂　小鼠 12 只、血糖试纸、注射用胰岛素、D- 葡萄糖（用于紧急情况）、生理盐水、棉线手套、干净记号笔（或苦味酸）等。

【实验内容与步骤】
1. 将小鼠分为实验组和对照组，每组 6 只。实验组采用胰岛素腹腔注射，而对照组采用生理盐水腹腔注射。
2. 将小鼠禁食约 6 h。采用记号笔或者苦味酸对小鼠进行标记，对小鼠称重，计算并记录腹腔注射所需的胰岛素溶液的体积（75 单位 /kg 体重）。
3. 将小鼠装入棉线手套中，使尾巴暴露在外。使用新的或消毒的手术刀刀片划伤尾尖至出血。将一小滴血液（< 5 μL）放在血糖仪的测试条上，作为基线葡萄糖水平（t=0），并记录在实验记录表中。
4. 向小鼠腹腔内注射适量的胰岛素溶液，并在注射后立刻开始计时。在葡萄糖注射后的 15 min、30 min、60 min 和 120 min（t=15，t=30，t=60 和 t=120）测量血糖水平，并将结果记录在实验记录表中。
5. 实验结束时，将食物添加到笼子中，并确保小鼠有足够的水供应。仔细监视小鼠以观察任何异常行为。
6. 将实验组和对照组小鼠的血糖数据按照时间点做成曲线图，确定两组间血糖水平的差异是否有统计学意义。

【注意事项】
1. 小鼠至少禁食 6 h，将小鼠转移到新笼中，观察鼠笼确认小鼠没有新的粪便排出。禁食过程中确保小鼠有饮用水。
2. 在每次检测血糖后，要短暂地向切口施加压力，确保切口造成的失血量降至最低。
3. 如果小鼠出现由胰岛素引起的不良反应，如基本不活动、发抖等，需给小鼠紧急腹腔注射葡萄糖进行急救。

【讨论与思考】
1. 临床上一般什么疾病需要做胰岛素耐量试验？
2. 胰岛素耐量试验和葡萄糖耐量试验的异同有哪些？

第六节　胰岛素的二氧化硅负载试验

【实验目的】　通过二氧化硅纳米材料负载胰岛素，改变胰岛素的剂型，实现胰岛素口服递送。

【实验原理】　糖尿病是全世界范围内的重大疾病，发病率日趋升高。胰岛素作为治疗糖尿病的关键药物，因其蛋白质的生物特性而无法直接口服，需要通过皮下注射，这给许多患者带来了很大不便。纳米包载技术的兴起为胰岛素的口服递送提供了一个新的方向。纳米二氧化硅比表面积大，吸附力强，有缓释效果等特点，所以本实验选择纳米二氧化硅作为药物的载体。采用物理吸附法使纳米二氧化硅对胰岛素产生物理吸附作用，从而形成二氧化硅负载胰岛素的微球（Ins-SiO$_2$），并同时采用肠溶包衣材料 HP55 对微球进行包封，探索性地设计开发一个口服胰岛素输送系统。

【仪器与材料】

1. 仪器　恒温磁力搅拌器、电子天平、X 射线衍射仪、离心机、真空干燥箱、冷冻干燥机等。

2. 材料与试剂　胰岛素、纳米二氧化硅（粒径 10～50 nm，比表面积 235.74 m^2/g）、HP55、聚乙烯醇、丙酮、盐酸、去离子水等。

【实验内容与步骤】

1. 在烧杯中加入 pH 2.8 的盐酸 6 mL，加入 8.48 mg 胰岛素及 72 mg 预先活化好的纳米二氧化硅，置于恒温磁力搅拌器上于 40℃搅拌吸附 24 h，制备负载胰岛素的纳米二氧化硅微球。

2. 将反应好的溶液 12 000 r/min 离心 5 min，取下层沉淀与 4 mL 丙酮混匀，加入 8 mg 的 HP55，当 HP55 完全溶解时将其快速倒入 10 mL 的聚乙烯醇（PVA，1 mg/mL）溶液中，将此溶液放在恒温磁力搅拌器上，25℃反应 1 h。

3. 溶液置入离心管内 12 000 r/min 离心 5 min 取沉淀。将沉淀用去离子水分散，冷冻干燥，得到 HP55 肠溶衣包裹的胰岛素 - 二氧化硅微球（Ins-SiO$_2$-HP55）。

4. 采用 X 射线衍射仪对 HP55、SiO$_2$、胰岛素以及得到的 Ins-SiO$_2$-HP55 进行 X 射线衍射图谱的检测，电压与电流分别为 40 kV 和 30 mA。X 射线衍射的范围为 5°～80°。观察不同样本的特征峰，留意角度在 $2\theta=21.31°$ 时是否有一个较宽的特征峰。

【注意事项】

1. 纳米二氧化硅需要预先活化好才能够使用，应放置于真空装置内，25℃ 1 Pa 压力下活化反应 6 h。

2. 聚乙烯醇是一种较为安全的高分子材料，其溶液可以作为微球的分散剂。需要注意 HP55 溶解后要迅速倒入聚乙烯醇溶液中，否则会影响分散效果。

3. 使用 X 射线衍射仪检测各样本的衍射图谱时需注意，最终得到的 Ins-SiO$_2$-HP55 与 HP55 在峰型和位置上都较为接近，但纳米微球的峰会更宽，需要对比甄别。

【讨论与思考】

1. 胰岛素的非注射剂型有哪些？其中口服胰岛素有哪些制剂种类？

2. 对于我们得到的纳米微球，除了 X 射线衍射实验，还需要哪些实验对其进行表征？

（张　羽　张灵敏　郑雪花）

参考文献

蔡少青, 2016. 生药学. 7 版. 北京: 人民卫生出版社.

陈朗迪, 2014. 不同品种来源陈皮的分析鉴定研究. 广州: 广州医科大学本科生毕业论文.

陈晓晴, 梁翠芳, 林慧美, 等, 2020. 海南东寨港红树林内生真菌 *Fusarium* sp. 的含氮代谢产物. 中山大学学报 (自然科学版), 59 (3): 82-86.

程芯育, 钟海凤, 徐绍业, 等, 2019. pEGFP-N1-BRCC3 重组质粒的构建、鉴定及其表达. 广东医学, 40(19): 2705-2709.

杜军, 2014. 现代药学生物技术综合实验教程. 广州: 中山大学出版社.

方亮, 2016. 药剂学. 8 版. 北京: 人民卫生出版社.

杭太俊, 2016. 药物分析. 8 版. 北京: 人民卫生出版社.

胡昌华, 2015. 药物制备综合实验教程. 北京: 科学出版社.

李公春, 田源, 李存希, 等, 2015. 硝苯地平的合成. 浙江化工, 4(3): 26-29.

李公春, 吴长增, 郭俊伟, 等, 2015. 苯妥英钠的合成. 浙江化工, 46(8): 23-25.

李娜, 刘德旺, 赵红梅, 等, 2020. 四味土木香散挥发油的 β- 环糊精精包合工艺. 中成药, 42(3): 558-563.

李振志, 朱华, 谢锋, 等, 2013. 不同产地槐米中芦丁的含量测定. 世界中医药, 8(8): 952-954.

刘帆, 侯林, 张晓平, 等, 2020. 复方益气润肠胶囊体外抗菌作用研究及对小鼠肠推进的影响. 山东中医杂志, 39(1): 60-64.

刘建平, 2016. 生物药剂学与药物动力学. 5 版. 北京: 人民卫生出版社.

刘培庆, 2015. 药理学实验实训教程. 北京: 科学出版社.

罗超, 罗越, 陈麒同, 等, 2014. 颗粒剂制备方法的研究进展. 甘肃科技, 30(21): 140-141.

裴月湖, 娄红祥, 2016. 天然药物化学. 7 版. 北京: 人民卫生出版社.

任文鑫, 李甜甜, 王愚, 2019. 超临界流体萃取分离技术概述. 现代食品, (22): 162-163.

孙铁民, 2014. 药物化学实验. 2 版. 北京: 中国医药科技出版社.

王丽, 2018. 中药颗粒剂制备工艺研究进展. 内蒙古中医, 37(4): 109-110.

王萍, 周红宇, 2013. 临床药理学实验教程. 杭州: 浙江大学出版社.

王新红, 殷丽, 魏娟, 等, 2015. 西吡氯铵漱口液对铜绿假单胞菌和 MRSA 的抗菌活性研究. 现代医药卫生, 31(9): 1389-1391.

叶棋浓, 2017. 现代分子生物学技术及实验技巧. 北京: 化学工业出版社.

张勉, 王磊, 黄澜, 等, 2014. 中药虎杖商品药材的定性鉴别与定量分析 (英文). 中国药学 (英文版), 13(2): 106-111.

张晓华, 2016. 海洋微生物学. 北京: 科学出版社.

赵灵芝, 刘春叶, 王海洋, 等, 2014. 高效液相色谱法测定硝苯地平片含量的方法学研究. 化学与生物工程, 31(7): 70-72.

Elshikh M, Ahmed S, Funston S, et al, 2016. Resazurin based 96-well plate microdilution method for the determination of minimum inhibitory concentration of biosurfactants. Biotechnol Lett, 38(6): 1015-1019.

Lin M, Tang S, Zhang C, et al, 2017. Euphorbia factor L2 induces apoptosis in A549 cells through the mitochondrial pathway. Acta Pharmaceutica Sinica B, 7(1): 59-64.

Tao Y W, Lin Y C, She Z G, et al, 2015. Anticancer activity and mechanism investigation of beauvericin isolated from secondary metabolites of the mangrove endophytic fungi. Anti-Cancer Agents in Medicinal Chemistry, 15(2): 258-266.

Zhang J Y, Lin M T, Yi T, et al, 2013. Apoptosis sensitization by Euphorbia factor L1 in ABCB1-mediated multidrug resistant K562/ADR cells. Molecules, 18(10): 12793-12808.